L'ASTHME

ÉTIOLOGIE — PATHOGÉNIE — TRAITEMENT

SON ORIGINE ARTHRITIQUE

SON ANTAGONISME AVEC LA TUBERCULOSE

PAR LE

Docteur E. DELTHIL

LAURÉAT DE LA FACULTÉ DE MÉDECINE, LAURÉAT DE L'ACADÉMIE DE MÉDECINE

ET LAURÉAT DE L'INSTITUT

ANCIEN PRÉSIDENT DE LA SOCIÉTÉ DE MÉDECINE PRATIQUE

DE PARIS

A. MALOINE ET FILS, ÉDITEURS

27, RUE DE L'ÉCOLE-DE-MÉDECINE, 27

PARIS, 1917

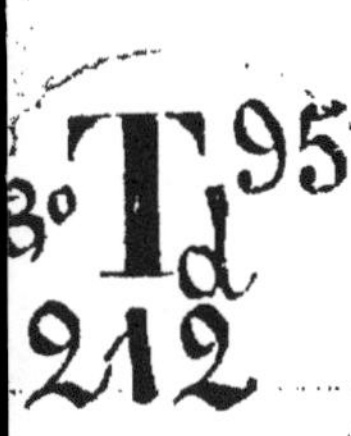

L'ASTHME

ÉTIOLOGIE — PATHOGÉNIE — TRAITEMENT

SON ORIGINE ARTHRITIQUE

SON ANTAGONISME AVEC LA TUBERCULOSE

OUVRAGES DU MÊME AUTEUR

Traitement des fractures du tiers supérieur de la cuisse, par la position du membre dans l'abduction pour lutter contre la déviation angulaire et le raccourcissement (1869), (*Mémoire récompensé par la Faculté*).

De la maladie dite du quinquina chez les ouvriers préparant le sulfate de quinine. — Roséole quinique. — Propriétés emménagogues et abortives du sulfate de quinine (1871).

De l'ulcération diphtéroïde de la coqueluche. Du caractère infectieux de cette affection. Mémoire lu à l'Académie de médecine, le 5 avril 1879.

Dangers de l'emploi de l'alun dans les préparations culinaires. Mémoire lu à l'Académie de médecine, le 26 juillet 1881.

De la dilatation du phimosis diabétique au moyen de l'éponge préparée (1881).

Récits anecdotiques sur le château de Chambord (1892).

L'origine du mot cocu (1893).

Du rôle de la femme dans les sociétés de secours et en particulier dans les ambulances. — Conférence faite à l'Association des Dames françaises (1882).

Le Médecin à différentes époques. — De la renaissance de la médecine dans le Blésois (1883).

Étude historique sur les fous, en titre d'office sous la royauté, et en particulier des Blésois, Nago et Triboulet (1883).

Du traitement de la diphtérie par la combustion d'un mélange d'essence de térébenthine et de goudron de gaz (1884). — Mémoire lu en séance publique à l'Académie de médecine (*et récompensé par l'Académie*). (Prix Saint-Paul.)

Analogie de la diphtérie de l'animal avec celle de l'homme. — Sa transmissibilité de l'un à l'autre. Mémoire lu à l'Académie de médecine (1888).

Historique de la création des Chemins de fer nogentais, par le Dr Delthil, président-fondateur de la Compagnie (1887).

Traité de la diphtérie (1891) avec préface du professeur Verneuil. — Ouvrage de 700 pages. — Doin, éditeur, 8, place de l'Odéon. — *Ouvrage récompensé par l'Institut de France.*

Traitement des maladies des voies respiratoires, par des inhalations antiseptiques de térébenthine iodolée (1892).

L'ASTHME

ÉTIOLOGIE — PATHOGÉNIE — TRAITEMENT

SON ORIGINE ARTHRITIQUE

SON ANTAGONISME AVEC LA TUBERCULOSE

PAR LE

Docteur E. DELTHIL

LAURÉAT DE LA FACULTÉ DE MÉDECINE, LAURÉAT DE L'ACADÉMIE DE MÉDECINE
ET LAURÉAT DE L'INSTITUT
ANCIEN PRÉSIDENT DE LA SOCIÉTÉ DE MÉDECINE PRATIQUE
DE PARIS

A. MALOINE ET FILS, ÉDITEURS
27, RUE DE L'ÉCOLE-DE-MÉDECINE, 27
PARIS, 1917

AVANT-PROPOS

Un de mes maîtres[1] qui m'honorait de sa précieuse amitié, me disait, dans nos causeries familières, « que tout médecin qui, pendant le cours de sa pratique, et après une longue période d'exercice, voudrait s'astreindre à étudier spécialement une maladie, arriverait à découvrir des aperçus utiles et intéressants sur l'étiologie ou le traitement de l'affection choisie ».

Pénétré du bien-fondé de cette idée, je fixai mon choix sur *l'asthme*.

Pendant de longues années, j'ai observé patiemment, détaché de tout parti pris d'école ou

1. Le professeur Verneuil, chirurgien de l'Hôtel-Dieu, membre de l'Académie de médecine et de l'Institut, qui fait la préface de mon *Traité de la Diphtérie*, paru en 1891, lequel m'a valu une mention honorable du prix Barbier à l'Institut.
M. Verneuil était lui-même asthmatique.

de doctrine, les modalités de cette affection si complexe et tout ce qui pouvait avoir rapport à elle. Je me suis efforcé de substituer à une pathogénie mystérieuse et erronée, une pathogénie positive, basée sur la spécificité arthritique. Puis, j'ai recherché pourquoi l'asthme semblait se généraliser de plus en plus à notre époque.

J'ai pris soin d'éviter de marcher à l'aventure, sans méthode de travail, dans la recherche de sa thérapeutique, pour ne pas grossir le nombre déjà trop grand des traitements fantaisistes ou incohérents, et d'une efficacité douteuse.

Certes, il est excellent d'arriver à découvrir la nature de la maladie, meilleur d'en posséder les remèdes spécifiques, mais il est non moins indispensable de faire pénétrer dans l'esprit du malade la nécessité de suivre ponctuellement, et avec persévérance, le régime alimentaire qui convient à cette affection et les pratiques d'hygiène qu'elle réclame. Dans une maladie dont le radical est incontestablement l'arthritisme, le régime alimentaire est capital, il est même la base du traitement, avec l'entraînement physique.

Mûri par l'âge, le sens clinique affiné par une longue pratique, j'entreprends avec courage et conscience de la difficulté, la publication de cette étude, dans laquelle j'expose, au bout de cinquante années d'exercice professionnel ininterrompu, le résultat de mes recherches sur plus de 3 000 asthmatiques[1] que j'ai traités dans ces trente dernières années.

Je puis dire sans forfanterie que les résultats obtenus sont plus qu'encourageants.

Je m'efforcerai d'être aussi bref que possible, ne voulant point faire un volumineux traité de pathologie, mais plutôt une monographie claire et précise, vulgarisant les données essentielles de l'asthme, de son origine arthritique, de ses complications, de ses à-côtés, de son traitement rationnel par le régime alimentaire et l'entraînement physique ; en un mot par l'exécution

1. Cette statistique peut paraître exagérée, mais il y a lieu de considérer qu'elle ne représente qu'environ deux malades nouveaux observés chaque semaine, dans cette longue période de trente années.

de toutes les mesures hygiéniques que réclame cette affection. Puis je terminerai par le traitement médicamenteux.

Dans tous les cas, mes lecteurs peuvent être persuadés que, ainsi que l'exige *Montaigne*, cette monographie, où il y a un peu de moi et beaucoup des autres, est une œuvre de bonne foi, de sévère observation clinique, dépourvue de toute idée spéculative.

Dr E. Delthil.

L'ASTHME

ÉTIOLOGIE — PATHOGÉNIE — TRAITEMENT

SON ORIGINE ARTHRITIQUE

SON ANTAGONISME AVEC LA TUBERCULOSE

CHAPITRE PREMIER

NOTICE HISTORIQUE SUR L'ÉTIOLOGIE ET LA PATHOGÉNIE DE L'ASTHME

J'ai pensé qu'il pouvait être intéressant de donner comme prologue à cette monographie une notice très sommaire, indiquant les principales opinions émises à travers les âges sur cette maladie, par les auteurs marquants, et de préciser les étapes successives de leurs découvertes sur l'étiologie, la pathogénie et le traitement de cette affection si complexe et si nébuleuse.

Rechercher la liaison du présent avec le passé, c'est présenter à l'esprit de précieux enseignements, c'est préparer les découvertes de l'avenir, en permettant de tirer profit des leçons qui se dégagent des travaux de nos devanciers. C'est enfin éviter bien des retours en arrière.

Ne pourrait-on dire qu'ignorer l'histoire d'une science à laquelle on collabore, c'est se faire étranger chez soi?

L'étude de cette maladie est tellement vaste, elle embrasse tant de questions, qu'elle ne pouvait être l'œuvre d'un jour; les hypothèses se sont greffées sur les hypothèses et les controverses sur les controverses, elles furent parfois ardentes et passionnées, mais trop souvent, hélas! sans conclusion pratique.

Depuis moins d'un siècle, l'anatomie pathologique, la physiologie, la chimie, la physique, l'histologie, l'histoire naturelle et la bactériologie sont venues, tour à tour, éclairer ces questions de leur rayonnement et elles ont permis d'entrevoir la solution pathogénique et thérapeutique si longtemps attendue.

Lorsque *Hippocrate*, 460 ans av. J.-C., jeta les fondements de la médecine, il synthétisa les œuvres de ses prédécesseurs et fit comprendre le ridicule des pratiques superstitieuses. Il appliqua en maître la raison et la philosophie à ces études. Toutefois, dans ses œuvres, l'asthme et les bronchites furent confondus en une même classe nosologique, procédant de l'état humoral, accompagné d'orthopnée.

Et quand, cent ans avant l'ère chrétienne, apparut la secte des *Asclépiades*, famille de médecins grecs illustres, qui arrivèrent à Rome au temps de Cicéron et de Pompée, les plus célèbres parmi eux, Érophile, disciple de Praxagoras, et Érasystrate, disciple de Chrysippe, ne parlèrent pas de cette maladie.

Sous le règne des Ptolémées, l'autorisation qui leur fut accordée d'ouvrir les cadavres humains pour les études amena de nombreux progrès dans la médecine, mais l'asthme n'en resta pas moins encore confondu avec le catarrhe.

Le pneumatisme d'*Athénée, de Cilicie*, n'apporta aucune contribution nouvelle.

Au premier siècle de l'ère chrétienne, *Celse*, surnommé l'Hippocrate latin et le Cicéron de la médecine, dans son ouvrage considérable, continue les errements de ses prédécesseurs.

Il faut arriver à *Aretée*, médecin grec du premier siècle de notre ère, pour entendre parler pour la première fois de *l'asthme* et le voir décrire comme entité nosologique. « L'asthme, dit-il, a pour cause la frigidité et l'humidité de l'esprit, et pour matière des humeurs épaisses cachées à l'intérieur. »

Enfin voici *Galien*, 131-216, dont l'érudition était immense et les connaissances d'anatomie déjà très sérieuses. Sous le règne de Marc-Aurèle, il imprima à la médecine une si grande impulsion que son nom régna en souverain dans toutes les écoles médicales pendant près de douze siècles.

« L'asthme, dit Galien, et l'orthopnée sont une même affection causée par des humeurs épaisses et filantes occupant les voies de l'air, ou par quelques tubercules crus des poumons. » Telle est, résumée, cette fameuse *doctrine humorale*, qui restera admise universellement et sans contradiction jusqu'à l'époque de Van Helmont et de Willis.

Au septième siècle, avec *Paul d'Égine*, l'asthme est attribué aux humeurs épaisses et visqueuses qui obstruent les régions cartilagineuses du poumon.

Après la chute de l'empire romain, pendant la longue période de barbarie qui régna sur le monde, les Arabes recueillirent les débris de la science médicale des Grecs; ils devinrent les commentateurs, peut-être trop serviles, du célèbre médecin de Pergame. Bagdad devint aussi célèbre qu'Alexandrie l'avait été sous les Ptolémées. Puis les Sarrazins fondèrent à Cordoue une école très fréquentée.

Mais, comme les dogmes du mahométisme s'opposaient à l'ouverture des cadavres, les Arabes n'étudièrent plus l'anatomie que dans les ouvrages grecs et romains, aussi firent-ils très peu progresser les connaissances médicales.

Dès lors, la médecine fut envahie par des préjugés

astrologiques; Marcillus Ficinus écrivit un traité sur la conservation de la santé et la prolongation de la vie, dans lequel il conseille de consulter les astrologues à l'époque des Septénaires, de recourir aux pratiques de la magie et d'user de préservatifs contre l'influence maligne des planètes.

Cette folie thérapeutique dura jusqu'au quinzième siècle. Toutefois, dans cette période d'obscurantisme, *Avicenne* (980-1036), célèbre médecin arabe, se distingua. Ce fut l'un des hommes les plus remarquables de l'Orient par l'étendue de ses connaissances, ce qui lui valut le surnom de Prince de la Médecine. C'est lui qui, le premier, émit l'idée que l'asthme était *un spasme ou contracture.*

Au seizième siècle, *Paracelse* (1493-1541) combattit ardemment les doctrines ridicules des Arabes et ramena la médecine dans sa vraie voie. Il institua la théorie des spécifiques, en consacrant l'emploi des préparations de mercure, de fer et de plomb.

Fernel (1497-1558) soutint que l'asthme « est engendré par une humeur épaisse occupant la trachée et qui, n'étant pas totalement expectorée, adhère aux bronches ans lesquelles elle tombe, puis s'y épaissit et s'y dessèche ».

Au dix-septième siècle, les doctrines de Galien régnaient toujours sans partage, lorsque *Van Helmont*

(1577-1644), médecin brabançon, établit que *l'asthme était la conséquence d'un spasme.*

Écoutez en quels termes ce véritable Père Duchesne de la médecine lance l'anathème contre ses confrères et les doctrines de l'école :

« Puisque l'on a transporté l'asthme dans le monde imaginaire du catarrhe, puisque l'on ignore sa cause et son traitement, je suis bien fondé à m'en occuper. » « Que Dieu soit juge entre moi et les humoristes. » Il ajoute : « Le mal a pour siège le Duumvirat (c'est-à-dire la rate et l'estomac) qui constitue le nid de l'asthme, ayant pour cause une semence virulente jouissant de la propriété de contracter les pores des poumons. »

Il qualifie l'asthme *de mal caduc du poumon*, comparaison qu'il a, du reste, empruntée à *Avicenne*, sans, bien entendu, indiquer la source : le *suum cuique* lui importait peu. Enfin il n'en reste pas moins que, pour lui, l'asthme résulte d'un rétrécissement des bronches produit par la contraction spasmodique.

Il eut un continuateur dans l'anglais *Willis* (1622-1675) qui fit remarquer que le caractère convulsif de la maladie ne s'accompagne d'aucune lésion pulmonaire : « Elle est due, dit-il, tantôt à une coarctation absolue des rameaux bronchiques seulement, tantôt de tous les organes qui concourent à la respiration, car le spasme, provocateur de l'attaque, atteint indifférement les vaisseaux du poumon, le diaphragme, les muscles thoraciques, les nerfs de la poitrine et du poumon et même les organes encéphaliques de ces derniers. »

Ces deux extraits des œuvres de Van Helmont et de Willis constituent la véritable doctrine de la *nature convulsive de l'asthme.*

Cette théorie qui se substitua à la doctrine exclusivement humorale de Galien va rester classique jusqu'à notre époque.

« A combien d'erreurs, dit l'Italien *Baglivi* (1669-1707), ont été exposés les anciens dans la curation de l'asthme, puisqu'ils ignoraient son origine convulsive. »

Morgagni (1682-1771) est le premier médecin qui entrevit que la cause première de l'asthme pouvait résider dans *la perversion de fonctions des viscères abdominaux* : fait d'une importance capitale, qui constitue le premier jalon dans la voie de l'intoxication comme origine de l'asthme ; idée qui sera reprise à notre époque et qui, du reste, est la véritable.

Cullen (1712-1790) accepte la théorie du spasme, *Floyer* (1785-1836) le suit dans cette voie.

En 1847, *Amédée Lefèvre*, médecin directeur de la marine, mit le premier en avant, comme cause du spasme dyspnéique, *l'action des muscles bronchiques que l'anatomiste Reissessen*, de Strasbourg, découvrit en 1808. Ces muscles présentent la contexture des muscles lisses; leur présence permet d'affirmer la contractilité des bronches sous leur action qui peut entraver, pendant l'inspiration, l'accès de l'air dans les alvéoles.

Nous arrivons à une époque qui va marquer un progrès des plus considérables dans l'étude de l'asthme, progrès qui n'a pas eu le retentissement qu'il méritait, étant donnée son importance capitale. Je veux parler de *la découverte de l'emphysème*, par *Baillie* (1803), complétée et magistralement développée, en 1819, par l'illustre *Laënnec*. Cette date est absolument mémorable dans l'histoire de l'asthme, car elle constitue une véritable révolution dans sa pathogénie et son anatomie pathologique. Et, cependant, cette découverte est passée presque inaperçue pendant plus de trente ans.

Trousseau, en 1861, voit une analogie entre l'acte convulsif de l'asthme et celui de la coqueluche, il décrit l'emphysème comme leur corollaire dans les deux cas. Il signale l'alternance de l'asthme et de la goutte.

Vers le milieu du siècle dernier, les théories de Galien, qui étaient devenues absolument désuètes, furent remises brusquement en honneur par l'Anglais *Bree* (1819) dans ses recherches sur les désordres de la respiration ; puis par *Beau* (1840-1848), galéniste intransigeant, qui déclare que la maladie est constituée par la présence d'une matière anormale dans les bronches qui préexiste à la crise, laquelle ne serait autre chose que l'effort destiné à l'expulsion de l'exsudation bronchique.

Pour Beau, le phénomène initial est donc le catarrhe, alors qu'il est secondaire ; cette conception est un pur sophisme, c'est prendre l'effet pour la cause.

Parrot, après Bree et Beau, a soutenu la thèse catarrhale ; pour lui, l'asthme serait une attaque de nerfs d'origine secrétoire.

La période contemporaine à laquelle nous voici arrivés sera considérée comme la plus marquante par nos successeurs. On voit, en effet, poindre en 1855 dans les leçons de *Pidoux*, puis, en 1861, dans celles de *Guéneau de Mussy*, l'idée que *l'asthme est une maladie diathésique* et qu'il a une parenté étroite avec la goutte. Cette conception aura une portée considérable en créant la doctrine, arrivée à point aujourd'hui, que l'asthme résulte d'un état général toxi-infectieux et qu'il est d'origine arthritique.

Schéma analytique des doctrines et découvertes successives concernant l'asthme

460 av. J.-C. HIPPOCRATE (*Doctrine humorale*). L'asthme est confondu avec la bronchite.

131-216.... GALIEN (*Doctrine humorale et orthopnée*). Même confusion.

1er siècle de notre ère. ARETÉE fait de l'ashme une *entité nosologique*.

980-1036... AVICENNE *signale le spasme*.

1577-1644.. VAN HELMONT et WILLIS (1622-1675) intronisent définitivement la *doctrine du spasme*.

1682-1771.. MORGAGNI crée la doctrine de *l'Intoxication d'origine abdominale*, cause de l'asthme.

18 3....... BAILLIE, puis LAENNEC (1819) découvrent *l'emphysème*.

1847....... Amédée LEFÈVRE met en cause *l'action des muscles de Reissessen*, découverts en 1808.

1855....... PIDOUX puis GUÉNEAU de MUSSY (1861) établissent la parenté de l'asthme et de la goutte, ils *entrevoient l'origine arthritique de l'asthme*.

CHAPITRE II

DÉFINITION DE L'ASTHME. FORMES. L'ACCÈS TYPIQUE

L'asthme [1] est une *sténose, emphysémateuse, asphyxique.*

La sténose, l'emphysème et l'asphyxie sont trois phénomènes qui se conjuguent instantanément.

C'est la sténose qui engendre l'emphysème, lequel provoque l'acte asphyxique.

Enfin, la crise est suivie de *bronchite catarrhale* qui en sera la phase terminale.

Je m'efforcerai de démontrer dans le chapitre de la pathogénie que l'asthme est une maladie dont *l'intoxication est la cause générale spécifique*, et dont le *spasme est la résultante*, qu'il est essentiellement d'*origine arthritique* comme le prouvent : 1° les très nombreuses analyses biologiques dénonçant d'une façon constante un excès *d'acide urique* et 2° l'examen du *foie que l'on*

1. Etym., Ἄσθμα, respiration, de Ἄζω, Souffler, Respirer.

trouve toujours notablement congestionné et hypertrophié, et en état d'infection *cholémique*.

C'est la sténose qui détermine la perte momentanée de la propriété contractile des tissus pulmonaires et qui supprime les phases alternatives des échanges gazeux dans ces parenchymes.

Les alvéoles pulmonaires non seulement ne reçoivent plus d'oxygène, mais ne se vident plus de leur contenu; elles se distendent de plus en plus par l'addition des gaz carboniques et autres qui continuent à affluer dans leur intérieur, ce qui constitue les *troubles asphyxiques*.

Puis à un moment donné, l'excès de pression à laquelle les alvéoles ne peuvent pas toujours résister détermine leur *ectasie*.

L'exsudation muqueuse qui obstrue les bronches et les bronchioles est encore une addition, mais elle ne pourrait à elle seule déterminer cette ectasie ; s'il en était ainsi, la rupture alvéolaire devrait se produire dans toutes les bronchorrhées et on ne l'y observe point, même dans les formes les plus graves.

L'emphysème et le catarrhe ont, en effet, un siège différent. L'un, le catarrhe, se développe dans les canaux bronchiques, tandis que l'emphysème se manifeste dans les alvéoles.

On doit en tirer cette conclusion que leur rupture

provient surtout de cause interne et est due à l'excès de pression, par distension. Ce qui le prouve, c'est que l'ectasie se remarque surtout dans les alvéoles des plus fines divisions bronchiques, situées au bord tranchant du poumon.

La sténose et l'emphysème sont *deux épiphénomènes jumeaux inséparables* de l'accès d'asthme, qu'il soit catarrhal ou non ; il n'y a point d'*asthme sans emphysème, sans congestion du foie et sans excès d'acide urique.*

Ce qui prouverait encore la nature spasmodique de l'asthme, c'est l'intermittence très irrégulière des accès, et la rapidité avec laquelle ils surgissent, parfois égale à celle avec laquelle ils disparaissent.

L'*asphyxie carbonique* dans l'asthme est *endogène* et provient surtout de troubles des échanges respiratoires et de la persistance de l'exhalation carbonique qui se continue alors que la voie est fermée à l'arrivée de l'oxygène.

Les accès sont plus ou moins graves, quelquefois légers, d'autrefois paroxystiques, ils peuvent revenir par séries périodiques pendant plusieurs jours de suite, exactement à la même heure, être fréquents ou intermittents, d'autrefois ils sont très espacés ou isolés.

L'asthme alterne très souvent avec d'autres manifestations de l'arthritisme.

Comme la goutte et la migraine, comme l'épilepsie, l'asthme est une maladie intermittente dont les accès se transforment avec le temps, ce qui fait dire à *Lasègue* que « l'asthme vieillit à la longue ».

Il y a enfin un *asthme idiopathique*, parce qu'il est indépendant des manifestations arthritiques héréditaires ou de l'atavisme asthmatique. La plupart du temps, cette forme de dyspnée est exempte de lésions appréciables des bronches, des poumons, du cœur et des gros vaisseaux ; mais il n'en est pas moins sous la dépendance de la sursaturation urique. Quand le catarrhe est très peu marqué ou inexistant, on donne à cette forme la qualification d'*asthme sec*.

L'asthme sec s'observe principalement chez les jeunes sujets ou chez les asthmatiques de date très récente. Chez les chroniques, il affecte plutôt la forme catarrhale, il est souvent accompagné chez eux de lésions secondaires, bronchiques, cardiaques, aortiques et d'altérations hépatiques ou rénales plus ou moins accusées.

Dans l'immense majorité des cas, les accès d'asthme sont suivis de *bronchorrhée* plus ou moins intense, qui souvent peut se dissiper en quelques jours, mais qui résiste parfois beaucoup plus longtemps, voire même pendant plusieurs semaines chez les chroniques.

Les violents accès d'asthme troublent à ce point

l'acte respiratoire, qu'ils suspendent en partie les fonctions de l'hématose, et produisent des phénomènes d'*asphyxie* et quelquefois, mais assez rarement, de la glycosurie.

Ce chapitre sera complété plus loin, au chapitre III, sous le titre : *Poumons et Emphysème pulmonaire.*

Accès d'asthme nocturne typique

L'asthme dans ses accès présente un grand nombre de modalités cliniques, depuis le simple accès jusqu'à la crise paroxystique. Il est impossible d'en décrire toutes les formes.

Je vais donc me borner à donner la description de l'accès nocturne, le plus général et le plus typique.

L'accès d'asthme est le plus souvent précédé de signes prémonitoires assez vagues, constituant une sorte d'*aura*, mais cet avertissement n'est pas constant.

Souvent après une période de santé, de bon appétit, accompagnée d'un peu de constipation et de diminution de la sécrétion urinaire, surviennent un peu de pesanteur gastrique, de météorisme intestinal qui annoncent l'imminence de l'accès.

Le plus souvent, la crise est précédée d'éternuements

répétés, puis la salive prend un goût particulier; un peu d'excitation nerveuse se manifeste qui avertit le malade du début de son accès.

La crise, qui est plus souvent nocturne que diurne, débute brutalement. Soudain, au milieu de la nuit, de préférence entre une heure et deux heures du matin, le malade se réveille brusquement, en proie à une dyspnée si suffocante qu'elle l'oblige à s'asseoir sur son séant, le corps penché en avant, les genoux relevés. La face, couverte de sueur, est d'une pâleur extrême, elle exprime l'angoisse et la terreur; les yeux sont démesurément saillants et humides, les lèvres se cyanosent, les veines se distendent, enfin le malade réclame de l air à grands cris. La toux est tout d'abord sèche, striduleuse, saccadée.

Si la crise devient plus sévère, le malade saute du lit, se précipite à la fenêtre pour humer l'air frais, ne tient plus en place, va d'un meuble à l'autre, s'y appuyant sur les mains, le corps incliné en avant, la tête relevée; ou bien il s'assied, le corps penché en avant, les coudes posés sur les genoux, pour donner un point d'appui aux muscles respirateurs; il fait des efforts inouïs pour chasser l'air de ses poumons distendus par le spasme.

Survient parfois un besoin fréquent d'uriner.

Au milieu de ces désordres extrêmes, le pouls reste

presque normal; quelquefois il est un peu plus fréquent.

Rapidement la dyspnée s'accentue; la respiration est sibilante, bruyante, puis ronflante, s'accélère et devient saccadée; ensuite, l'état catarrhal qui manquait au début de l'accès va apparaître, le malade ne peut encore expulser les mucosités qui encombrent et obstruent ses bronches; mais environ une demi-heure, au plus, après le début de l'accès, se manifeste un changement dans le caractère de la toux, qui devient humide, franchement catarrhale, des mucosités épaisses commencent à être expulsées, d'abord visqueuses, très adhérentes et perlées, contenant des spirales bronchiques ou des globules colorables à l'éosine (cellules éosinophiles), puis plus fluides et abondantes, c'est le déclin de l'accès, le mieux qui arrive.

C'est le prélude de la fin de la crise, dont, souvent, une copieuse émission d'urine marque le terme.

Le malade qui n'en est pas à sa première crise et qui en connaît, par suite, admirablement l'évolution appelle de tous ses vœux cet état catarrhal pour le soulagement qu'il entraîne.

Tous les accès d'asthme ne sont pas heureusement aussi graves, la plupart sont d'intensité moyenne et parfois même très atténués.

Pour réconforter les malades, il est bon de leur dire

tout de suite qu'on ne meurt jamais dans un accès d'asthme.

INFLUENCE DES SEXES

L'opinion des auteurs sur l'influence du sexe dans la production de l'asthme est très différente; la plupart admettent qu'il est plus fréquent chez l'homme que chez la femme.

Pridham estime que l'on compte vingt femmes sur cent asthmatiques; *Théry* en annonce soixante sur cent quarante-neuf. *Salter* dix-huit sur cinquante-quatre. *Germain Sée* pense que cette maladie est six fois plus commune chez l'homme que chez la femme.

Mon opinion sur ce point est que la proportion entre les deux sexes est devenue à peu près égale, et que certainement le nombre des cas chez la femme a beaucoup augmenté par le fait de la suralimentation carnée dont elle abuse, depuis une quarantaine d'années. Ajoutons que la femme est beaucoup plus sédentaire que l'homme et que malgré cela, elle a conservé l'habitude de la collation, pratique qui doit être supprimée, quand la croissance est terminée, sous peine de voir rompre l'équilibre entre la recette et la dépense. De plus, la femme abuse de plus en plus du chocolat, qui, d'après le professeur *Armand Gautier*, est l'aliment qui fournit le plus d'acide urique dans l'économie.

ASTHME HERPÉTIQUE

Je vais passer rapidement en revue les opinions de quelques auteurs qui sont basées sur des phénomènes épisodiques de la diathèse arthritique.

Bouillaud, le premier, tenta d'établir que l'asthme est d'origine herpétique et dartreuse, que c'est principalement la psore bronchique qui lui donne naissance.

Bazin et *Trousseau* acceptaient cette opinion et ce dernier cite à l'appui plusieurs observations.

Germain Sée dit avoir vu l'asthme alterner chez les adultes aussi bien que chez les enfants avec de l'eczéma et de l'urticaire.

Mais c'est surtout *Duclos*, de Tours, qui s'est fait le champion de l'origine herpétique de l'asthme. Il admet que l'érythème, l'urticaire et l'eczéma se répètent sur les muqueuses des bronches et que ces Enanthèmes donnent naissance à autant de variétés de dyspnées; et que, enfin, les dermatoses cutanées eczémateuses peuvent aussi alterner avec l'asthme. Ces opinions sont aujourd'hui abandonnées, en considération de ce que ces manifestations enanthémateuses et exanthémateuses procèdent de l'affection arthritique et dérivent surtout de l'infection cholémique en ce qui a trait à l'urticaire.

ASTHME INFANTILE

SON ORIGINE ARTHRITIQUE HÉRÉDITAIRE, SA FRÉQUENCE, SA PRÉCOCITÉ

Les enfants ne sont point à l'abri des accès d'asthme ; ils peuvent même en être atteints presque au début de la vie.

On est étonné que la plupart des médecins aient si longtemps refusé de l'admettre.

Et cependant, on peut voir ces manifestations apparaître dès le deuxième mois d'existence; des observations sérieuses ont été citées, bien entendu elles ont touché des enfants arthritiques de race, ou des héréditaires asthmatiques.

Salter (1860) a constaté cette affection chez des enfants de moins de trois mois.

Germain Sée en cite neuf cas et dit que c'est de un an à dix ans que l'asthme infantile est le plus fréquent.

Wichmann et *Sandras* en relatent trois exemples.

Guersant a observé cette affection après avoir bien longtemps refusé d'y croire.

Bergeron a cité des faits bien explicites et bien probants.

Graves avec *Trousseau* en ont noté l'origine arthritique.

Personnellement, j'ai eu à traiter un enfant de six mois, nettement arthritique héréditaire, qui me fut amené de Bethléem.

Contrairement à ce qui se passe chez l'adulte, où l'asthme est apyrétique, chez les enfants il revêt souvent un caractère fébrile, surtout chez ceux qui sont âgés de moins de cinq ans. Les réactions fébriles sont même parfois assez prononcées et se rattachent vraisemblablement à l'irritation de la muqueuse naso-pharyngienne et amygdalienne, chez ces jeunes sujets.

Parmi le très grand nombre d'asthmatiques soignés par moi, je dois citer quarante-cinq jeunes sujets atteints d'asthme infantile; le plus grand nombre était compris dans la période de deux à six ans; tous étaient d'origine arthritique ou des héréditaires asthmatiques; presque tous étaient des suralimentés ou des victimes d'un régime carné prématuré et de l'abandon précoce du laitage.

Chez tous ces enfants, *l'analyse de l'urine a décelé, comme chez tous les asthmatiques, un coefficient très exagéré d'acide urique. Chez tous également le foie était manifestement hypertrophié.*

Mais chez deux de ces enfants, l'analyse m'a révélé des faits à signaler : l'un, une fillette de quatre ans présentait un coefficient urique de 0,75 centigrammes; l'autre, un jeune garçon de quatre ans et demi, une dose d'acide urique de 0,73 centigrammes. Ces deux coefficients sont surprenants par leur exagération et ne se rencontrent d'ordinaire que chez les hommes mûrs ou les vieillards.

Dans une famille ayant deux enfants, tous les deux étaient asthmatiques. Dans une autre où il y avait trois enfants, deux étaient atteints de cette dyspnée infantile et le troisième était rhumatisant. Dans une troisième famille, composée de deux enfants, l'un de trois ans était asthmatique, l'autre était goutteux à quatre ans.

Enfin, j'ai eu l'occasion de traiter, en collaboration avec le professeur *Dieulafoy*, quatre personnes dans une même famille; le père était asthmatique, la mère goutteuse, la fille aînée, âgée de vingt-huit ans, avait tous les ans une crise d'asthme des foins, la dernière jeune fille, âgée de quinze ans, était atteinte d'un asthme très aigu.

Tous étaient arthritiques, mais en même temps boulimiques. Aussi, en causant avec le professeur, avons-nous discuté parfois sur la nécessité qui s'imposait aux asthmatiques du rationnement et du choix habile de l'aliment.

J'ai fait remarquer que la fréquence de l'asthme infantile augmentait de plus en plus à notre époque. Je crois en avoir déterminé la cause par la suralimentation ; cela est d'autant plus exact, qu'en ramenant ces enfants au régime approprié à leur jeune âge, ils guérissent facilement.

Ces enfants sont des victimes de l'excès de sollicitude de leur mère. Celle-ci, sous la hantise de la tuberculose qu'elle redoute lorsqu'elle voit son enfant tousser, s'attache à le surnourrir, favorise l'évolution de l'asthme qui sommeillait. Autre conséquence qui ne manque pas de gravité, par cette déplorable méthode, non seulement elle voit les accidents augmenter, mais encore la croissance de ces jeunes sujets s'enrayer.

Cependant, il faut que les mères sachent que l'on peut obtenir, par des procédés d'alimentation judicieux, des résultats heureux, qui se traduiront par l'élévation de la taille et la beauté des formes, en soumettant les enfants à une alimentation bien comprise, lait et féculents, qui sont les aliments de croissance jusqu'à l'âge de six ans. C'est ainsi que presque tous les enfants asthmatiques que j'ai pris en traitement au-dessous de cet âge, sont devenus d'une taille élevée, plus élevée même que celle des parents. La manière d'obtenir des sélections par l'alimentation est, du reste, bien connue des éleveurs et leur donne de précieux résultats.

Dans l'asthme infantile, la guérison est la règle, même dans les formes héréditaires, mais, sous condition d'un régime alimentaire sévère, bien compris, et d'un traitement antiarthritique bien suivi, auquel s'ajoutera l'entraînement physique, dès que l'âge de l'enfant le permettra.

Toutefois, chez les enfants asthmatiques, l'atrésie naturelle des fosses nasales, due à leur jeune âge, le coryza chronique, l'infiltration adénoïdienne du pharynx nasal et guttural, l'infection des amygdales, l'adénopathie trachéo-bronchique peuvent avoir une influence sur le développement de l'asthme ; dans ce cas, il y a intérêt à combattre ces lésions locales, car la moindre grippe, le plus bénin coryza, seront la cause à bref délai d'un accès ou d'une série d'accès d'asthme, si l'enfant est en état de sursaturation urique, et ces crises seront parfois accompagnées de l'état fébrile, particulier à cette forme infantile.

CHAPITRE III

PATHOGÉNIE ET GÉNÉRALITÉS SUR L'ASTHME

I. — SON ORIGINE ARTHRITIQUE

De toutes les maladies qui tourmentent l'humanité, *l'asthme* est une des plus complexes dans sa pathogénie. Cette affection très déprimante est des plus persistantes par la répétition fréquente de ses crises, qui peuvent augmenter d'intensité et de gravité avec l'âge.

Cette affection qui peut atteindre tous les âges, semble se généraliser de plus en plus à notre époque.

Cependant, tous ceux qui suivent les progrès des sciences médicales, sont frappés du peu de résultats pratiques obtenus dans le traitement de cette douloureuse affection, qui tend souvent à devenir chronique.

Il semble que dans sa thérapeutique le praticien, après de nombreux échecs, hésite, demeure sans foi, spectateur attristé, et désillusionné. Aussi, le voit-on trop souvent se cantonner dans une inertie regrettable.

Pourquoi donc la thérapeutique a-t-elle été si impuissante dans la cure de l'asthme ? C'est que sa pathogénie en était fausse.

On a fait de l'asthme une « névrose »

Or en faire une névrose essentielle, cause initiale de l'asthme, c'est prendre le reflexe bulbaire pour l'acte spécifique de l'accès, en un mot l'effet pour la cause.

A une époque où les connaissances de physiologie, d'anatomie pathologique, d'histologie, de physique, de chimie biologique, d'urologie, de bactériologie étaient rudimentaires, ou inexistantes, on abusait volontiers du mot névrose pour qualifier des maladies à forme convulsive, dont le radical étiologique nous échappait. C'était du mysticisme médical destiné à masquer l'insuffisance des connaissances pathogéniques.

Or, l'asthme n'est pas plus une névrose que ne le sont la coqueluche, le croup, le tétanos ou l'éclampsie ! etc.

Avec les progrès de la science, le chapelet des névroses s'égrène de jour en jour[1].

1. Personnellement, j'y ai apporté ma modeste contribution en ce qui a trait à la coqueluche, dans le mémoire que je lus à l'Académie de médecine dans sa séance du 5 avril 1879 :

« Du caractère infectieux de la coqueluche ; ses ulcérations diphtéroïdes. »

On a toujours eu tendance dans la définition des névroses à faire de l'acte convulsif l'essence même de la maladie, et pourtant, dans le plus grand nombre de cas, il n'en est que l'un des épiphénomènes secondaires, une résultante, un réflexe causé par l'irritation de tel ou tel point des centres nerveux, sous l'action d'un état général toxi-infectieux. Voilà les idées que je soutiens depuis trente années et qui ont dirigé toute ma thérapeutique au grand profit de mes malades.

Où cette conception apparaît nettement, c'est dans l'*éclampsie puerpérale*, dont les accidents prémonitoires sont d'origine nettement toxhémique comme le démontre *l'albuminurie concomitante* : sans albuminurie préalable, pas de crises convulsives, pas d'éclampsie. La disparition rapide de l'albuminurie, sous l'influence du régime lacté exclusif, ne démontre-t-elle pas l'origine arthritique de cette affection ?

Par un mécanisme analogue, la sténose trachéale et emphysémateuse du croup n'est-elle point aussi le résultat de l'infection baccillaire ?

N'en est-il point de même pour le spasme et l'emphysème de la coqueluche ?

En ce qui a trait à l'asthme, comparable, sur bien des points de sa pathogénie, à l'éclampsie albuminurique, le médecin doit tendre à rechercher les causes de l'intoxication et à les supprimer.

Il les trouvera, non seulement dans la *sursaturation urique et dans les variations chimiques qu'en subit la composition du sang, mais dans la diminution de son alcalinité et dans l'abaissement du taux des éliminations urinaires, puis encore dans les altérations hépatiques engendrées par l'infection cholémique*. C'est l'ensemble de ces manifestations que j'estime être *la cause spécifique de l'asthme*, j'en conclus, et j'espère bien le démontrer, qu'il est nettement *d'origine arthritique dans sa cause et asphyxique dans ses effets*. On peut dire : *sans excès d'acide urique et sans troubles cholémiques, pas d'asthme*; plus d'un millier d'analyses urologiques que j'ai fait faire depuis 1887 me permettent de l'affirmer.

Pour bien connaître la diathèse des malades, j'ai pris soin de les interroger sur leurs antécédents héréditaires, sur leurs accidents personnels, je leur ai fait exposer avec le plus de détails possibles leurs habitudes alimentaires, enfin, je me suis enquis de leur genre de vie, de leurs occupations et de leurs pratiques d'entraînement physique.

Exceptionnellement, l'asthme peut être *idiopathique*, c'est-à-dire autochtone, sans conditions d'hérédité ou d'atavisme, mais présentant toujours son caractère d'arthritisme très net.

Les troubles toxhémiques des organes digestifs et la sédentarité habituelle préludent à l'instauration de 'asthme, puis ils sont suivis *d'altérations hépatiques constantes, avec infection cholémique, et enfin de clérose rénale*; celle-ci favorise l'imprégnation uricémique de l'organisme, la diminution de l'alcalinité lu sang coïncidant avec l'excès d'acide urique et avec a réduction très marquée de la quantité d'urine éliminée.

Tels sont les vrais facteurs de l'asthme.

De ces constatations, mettant en évidence la *spécicité de l'asthme*, ressort clairement la direction à imprimer au traitement curatif et prophylactique.

On voit de suite que c'est par le régime alimentaire, nis en rapport avec l'activité physique, que l'on obiendra, chez les héréditaires, un résultat *correctif* de cette prédisposition atavique.

C'est donc de bonne heure qu'il importe de régler 'alimentation et l'entraînement des jeunes *enfants prédestinés* à l'asthme, pour éviter l'apparition de cette nanifestation si troublante.

L'asthme n'est donc point une *entité nosologique*, nais la résultante d'un état *infectieux spécifique, uricémique et cholémique*. État complexe dû aux altérations onctionnelles d'origine tantôt organique, tantôt physiologique, chimique ou infectieuse de cinq appareils : 'appareil gastro-intestinal, le foie, le poumon, le cœur et les reins.

Dans un chapitre spécial, j'étudierai plus complètement le concours que chacun de ces organes apporte au développement de l'asthme, les altérations de chacun d'eux, puis les troubles engendrés par le défaut d'harmonie dans leur fonctionnement, car ils sont syndiqués dans leur rôle.

Voici, en attendant, le schéma clinique aussi bref que possible de la succession des troubles dans les cinq organes précités, troubles qui se greffent et se surajoutent les uns aux autres, en vertu de la perte de leur discipline fonctionnelle.

1° *L'estomac*, en premier lieu, par le fait d'une alimentation exagérée, mal choisie, trop carnée, trop azotée, se dilate, se tympanise; son fonctionnement normal est troublé par de l'hyperacidité, de la dyspepsie, de la gastralgie; ces troubles préparent un excès de fermentation intestinale des aliments carnés, mal digérés, d'où naissent des substances éminemment toxiques, accompagnées d'indican, de skatol, d'acétone, etc.

2° *Le foie* soumis de ce fait à un travail exagéré, se fatigue, ralentit ses fonctions d'assimilation, s'altère dans son parenchyme, *se congestionne*, *s'hypertrophie*, sa circulation devient gênée, les troubles de l'infection cholémique apparaissent, et alors il ne brûle plus que très incomplètement les toxines qu'il est chargé de détruire. L'urticaire apparaît fréquemment et alterne avec les accès d'asthme.

3° Enfin dans *les poumons* plus ou moins emphysémateux, l'hématose devient très incomplète, l'oxygénation presque impossible et l'exhalation de l'acide carbonique imparfaite, d'où troubles nettement *asphyxiques*.

4° *Le cœur* s'altère, s'hypertrophie dans son segment droit tout d'abord. Le sang saturé d'acide urique voit varier son alcalinité et il est encore adultéré par la présence de l'urobiline qui, avec la cholestérine, favorise la calcification des valvules du cœur, de son endocarde et des vaisseaux. Cet organe retient enfin plus de sang qu'il ne le devrait par le fait de sa distension, aussi se vide-t-il mal et de là résulte de l'*hypertension cardiaque et parfois l'asystolie*.

5° Cette intoxication amène *la sclérose des reins*, entraînant la diminution sensible de l'élimination urinaire, et, par suite, l'augmentation de la pression intracardiaque. Les dépôts uratiques sont favorisés ainsi que toutes les manifestations de l'artério-sclérose. L'albuminurie et le diabète peuvent apparaître.

Telle est l'anarchie fonctionnelle qui va présider chez les asthmatiques *à l'irritation violente des centres bulbaires, dont le réflexe sera la cause provocatrice de l'accès d'asthme*.

Voilà pourquoi aussi les crises sont parfois si dissemblables chez le même malade, suivant que ce sont les troubles de tel ou tel organe qui dominent. Les indications thérapeutiques ne peuvent être une, mais variées et s'adressant à la fonction la plus particulièrement troublée.

La sténose emphysémateuse toxhémique dans son origine l'est encore dans ses effets, car en entravant l'hématose, elle amène l'intoxication par l'acide carbonique qui, normalement, doit s'éliminer par l'exhalation pulmonaire.

Au demeurant, auraient dit les anciens, l'asthme est de la goutte viscérale, et ils auraient eu grandement raison.

Lorsque le malade est en état de sursaturation urique et d'infection cholémique, les accès peuvent être provoqués par les moindres incidents extrinsèques aussi bizarres que variés.

On fait intervenir les qualités de l'atmosphère, les variations de la température, l'action et la direction des vents, la pression barométrique, le climat, l'altitude, l'humidité ou la sécheresse, l'exposition de l'habitation, les professions, l'action des poussières, des fumées, celle des odeurs, en particulier celle des substances médicamenteuses, tel que l'ipéca, l'ammoniaque, l'odeur des animaux, l'action de certains aliments, de certains vins, le bourgogne en particulier, les fautes diététiques, les émotions morales, la colère, la fatigue physique, la grippe, la bronchite, le coryza, le froid, le séjour dans les théâtres, dans les concerts, les réunions nombreuses, l'air confiné, la vie au bord de la mer, l'insuffisance urinaire et l'abus du sel.

C'est ce qui a fait dire à Germain Sée que l'asthme avait *son Cosmos*.

Certes cette influence provocatrice de l'accès est incontestable, c'est la goutte d'eau qui fait déborder le vase, par l'irritation bulbaire.

Mais il y a des saisons qui favorisent le développement des accès d'asthme, ce sont : novembre et décembre, et surtout mars et avril et fin juin et juillet.

Voici une observation qui met en valeur une antithèse curieuse entre les incidents provocateurs des crises d'asthme. Il me paraît intéressant de la rapporter ici.

Le 25 novembre 1884 [1], je lisais à l'Académie de médecine un mémoire sur mon traitement de la diphtérie par des fumigations pratiquées à l'aide de *la combustion d'un mélange de goudron de gaz et d'essence de térébenthine*, traitement qui m'avait donné alors de très beaux résultats et que j'ai délaissé un peu à la

1. Ce mémoire m'a valu le prix Saint-Paul à l'Académie de médecine, en 1884.

suite de la généralisation de la sérothérapie, mais dont je poursuis encore l'étude à l'heure actuelle. Les hydrocarbures, les benzines et le noir de fumée, dégagés par cette combustion, ont une action curative et prophylactique des plus remarquables dans cette affection microbienne, elles assurent même le succès de la trachéotomie quand on est contraint, comme suprême ressource, à faire cette opération.

Trois jours avant ma communication, le professeur Verneuil, de passage à Nogent, m'exprima le désir de voir un enfant que j'avais trachéotomisé le matin même au milieu de cette atmosphère.

Il était en pleine crise d'asthme, je lui exprimai mes craintes de le voir, dans cet état, pénétrer dans la chambre du malade remplie de ces fumées. Il insista néanmoins et entra.

Quel ne fut pas son étonnement, comme aussi celui des assistants et le mien, de voir tomber presque subitement son accès.

« J'ai éprouvé, me disait-il, un soulagement presque instantané. »

Ne pourrait-on pas rapprocher les effets sédatifs de ces fumigations de ceux que produisent la combustion du papier nitré, des cigarettes et des poudres médicamenteuses employées par les asthmatiques?

ORIGINE NASALE

Il y a une trentaine d'années, on a cru trouver dans les lésions chroniques du naso-pharynx la cause de l'asthme; on avait remarqué que la guérison d'un coryza chronique ou l'ablation de polypes muqueux étaient parfois suivies d'une notable amélioration des accès d'asthme. Tout de suite et sans même attendre le résultat de plus longues et de plus nombreuses expériences, on en a tiré des déductions exagérées et on a voulu généraliser cette conception.

Mais bientôt on ne tarda pas à voir les asthmatiques opérés, repris de leurs accidents antérieurs; aussi l'engouement tomba-t-il aussi vite qu'il était né. Toutefois, malgré ces insuccès, quelques auteurs impénitents persistent à considérer l'irritation naso-pharyngienne comme la cause des accès d'asthme.

Les lésions des fosses nasales ne peuvent être que des incidents provocateurs des accès, une gêne plus grande pour le malade et non la cause pathogénique de la sténose, car l'asthme et l'emphysème ont des causes spécifiques qu'il faut rechercher dans la sursaturation urique et l'intoxication cholémique de l'arthritis, partant, l'inflammation de la pituitaire est une addition dans la crise et non point sa cause.

Cependant, chez les enfants, l'atrésie naturelle des

fosses nasales, toujours obstruées de mucosités tant qu'ils ne savent pas se moucher, le coryza chronique, l'infiltration adénoïde du pharynx nasal et guttural, l'adénopathie trachéo-bronchique peuvent avoir une influence sur la répétition des crises dont ils augmentent l'intensité. Il y a donc intérêt à combattre ces lésions purement locales et sans autre rapport avec l'asthme.

Nécessité de fréquentes analyses urologiques

Persuadé que *l'excès d'acide urique, accompagné des altérations hépatiques, était la cause provocatrice des accès d'asthme*, j'ai pris soin, depuis trente années, de faire faire, avant le début du traitement, chez tous ou presque tous les malades que j'ai soignés, *une analyse urologique quantitative et qualitative*[1] *qui a démontré d'une façon péremptoire la constance de cette exagération urique et de la présence de pigments biliaires anormaux*, ce qui confirme l'origine arthritique commune et indiscutable de l'asthme et de la goutte, fréquemment, du reste, on en observe *l'alternance*.

Il est établi que le coefficient normal d'acide urique chez l'homme sain, est en moyenne de 37 centi-

1. J'ai fait faire cette analyse préalable chez tous mes malades dès leur première visite, tout au moins chez tous ceux dont la position de fortune le permettait.

grammes par litre d'urine et que la quantité d'urine émise par vingt-quatre heures doit être d'environ 1500 grammes. Or, les très nombreuses analyses faites m'ont démontré que *l'acide urique dépasse toujours notablement cette proportion*, puisque je l'ai vu atteindre 92 centigrammes par litre chez une jeune asthmatique de vingt-six ans, c'est le coefficient le plus élevé que j'ai rencontré ; d'ordinaire, il oscille chez ces malades entre 40 et 90 centigrammes.

Ce qui m'a le plus particulièrement frappé, c'est d'avoir trouvé dans l'asthme infantile des coefficients uriques toujours surélevés. Chez deux enfants de quatre et cinq ans, ils ont atteint 73 et 75 centigrammes, véritables coefficients de vieillard.

La quantité d'*urée*, dont la dose normale est de 18 grammes, est souvent surélevée chez les jeunes sujets et les adultes asthmatiques ; mais chez les chroniques et les vieillards en déchéance, le taux de l'urée tend à s'abaisser de plus en plus, contribuant, avec l'insuffisance rénale et la rétention des toxines dans le sang, à préparer l'*urémie*, cette redoutable complication.

Chez quelques malades, on rencontre de l'albumine et parfois en quantité dosable.

J'ai exceptionnellement rencontré du sucre.

Les analyses urologiques décèlent, en outre, une *acidité totale exagérée*, et parfois la présence de peptones, que *Gautrelet* considère comme caractéristiques de l'arthritisme à tous ses degrés et par suite de l'asthme.

On rencontre de l'*urobiline* à dose surélevée; cette substance est un pigment normal de l'urine, mais son excès indique une altération des cellules hépatiques et elle donne à l'urine une teinte acajou.

Les analyses révèlent aussi quelquefois la présence de la *cholestérine*, qui ne se trouve pas normalement dans l'urine et n'y apparaît que quand les oxydations organiques se ralentissent, ce qui explique sa plus grande abondance chez les vieillards atteints de néphrite ou de dégénérescence graisseuse des reins.

Enfin, on trouve des quantités plus ou moins appréciables d'*indican*; on peut encore rencontrer de l'*acide lactique*, je réserve l'étude plus complète de ces substances pour le chapitre ayant trait aux reins.

Une observation dont l'importance domine tout cet exposé, et qui en est en quelque sorte la conclusion, c'est que *dans les jours qui précèdent les crises, les éléments toxiques se rencontrent en plus grande abondance dans l'urine déjà diminuée de volume.*

C'est là, précisément, ce qui m'a servi de base solide pour édifier ma théorie et l'on aurait presque droit d'en induire qu'une *analyse systématique et fréquente de l'urine pourrait, chez les asthmatiques, faire prévoir l'imminence de la crise.*

II. — ANALOGIE DE L'ASTHME ET DE LA GOUTTE

Leur origine commune arthritique

L'idée de l'origine commune de la goutte et de l'asthme, de leur alternance, de leurs métastases, a, dès longtemps, été mise en avant par des autorités médicales considérables.

Sydenham (1624-1689), cet illustre médecin anglais, s'est particulièrement occupé de la goutte et de l'asthme; il en admettait l'origine commune arthritique et le traitement qu'il concevait était surtout hygiénique et diététique.

Il disait à un Lord qui le consultait et se plaignait d'avoir la goutte, quand ses ouvriers ne l'avaient point: « Vivez comme eux, avec un shelling par jour, mais gagnez-le en sciant du bois. » Formule aussi profonde qu'humoristique, donnant toute l'étiologie de la goutte et toutes les indications de sa thérapeutique.

En ce qui a trait à l'asthme, c'est l'Italien *Morgagni* (1682-1771), qui, le premier, entrevit que la cause première de l'asthme résidait dans la perversion des fonctions des viscères abdominaux.

Cullen, médecin écossais (1712-1790) confirme cette opinion.

J'abrège et j'arrive aux maîtres français modernes, parmi lesquels il convient de citer *Trousseau*, *Pidoux*, *N. Guéneau de Mussy*, *Lefevre*, directeur du service de santé de la marine, *Bazin*, *Hérard*, *Duclos*, *Barthez*, *Massima*, *Huchard*, *Bouchard*, etc., qui, tous, admettent l'origine goutteuse.

Germain Sée l'accepte, mais avec certaines réserves.

Trousseau, qui était atteint d'asthme, cite le cas d'un enfant de cinq ans asthmatique qui, deux ans après sa première crise, eut une attaque de goutte des plus violentes, puis il donne encore d'autres observations semblables.

Barthez rapporte plusieurs cas analogues.

Étant élève de Guéneau de Mussy à l'Hôtel-Dieu, j'ai entendu ce maître nous faire des leçons sur la parenté de l'asthme et de la goutte. Leçons admirables par leur haute tenue littéraire et par leur valeur clinique.

On me permettra de citer sur ce point une observation personnelle, parce qu'elle est tout à fait typique.

Un ancien généralissime, mort depuis quelques années, envoya à ma consultation, en 1910, ses deux nièces, jeunes filles *jumelles*, âgées de vingt ans et arthritiques héréditaires, l'une était asthmatique et présentait des crises extrêmement pénibles et répétées, l'autre était goutteuse, avec des attaques fréquentes et fort douloureuses, principalement dans les pieds.

Toutes les deux avaient été traitées sans succès en France, en Allemagne et enfin en Angleterre. Après avoir fait faire une analyse préalable et complète des urines de ces deux malades, qui démontra que leurs coefficients urologiques étaient presque identiques, je les soumis au régime alimentaire que je préconise, puis au traitement que j'ai l'habitude d'ordonner.

Moins de deux mois après, je recevais une lettre du général me remerciant et m'annonçant que j'avais obtenu chez ses deux nièces un résultat inespéré. Il ajoutait : « Il est incontestable que mes malades vont très bien, mais, où je ne comprends pas, c'est qu'elles avaient des maladies tout à fait dissemblables et que, cependant, vous les avez traitées par les mêmes moyens! » Ma réponse fut très simple ; c'est que dans ces deux affections, d'une parenté étroite, la diathèse est identique, les causes sont les mêmes : excès d'acide urique et altérations hépatiques.

Ball rapporte des cas intéressants d'asthme avec emphysème observés à la Salpêtrière chez des femmes âgées, atteintes d'arthropaties goutteuses.

Bazin admet l'origine arthritique de l'asthme.

Hérard cite l'observation d'une dame rhumatisante et migraineuse chronique atteinte également d'asthme.

Duclos, de Tours, dit que tout individu atteint d'asthme est sous la dépendance de la diathèse arthritique ou herpétique.

Cullen, *Sauvages*, *Musgrave*, *Barthez* étaient d'avis que l'asthme relevait de l'arthritisme bien plus que du catarrhe bronchique.

Germain Sée, quoique restant très sceptique au point de vue de l'origine arthritique de l'asthme, dit cependant : « On ne saurait douter toutefois de la participation de la diathèse rhumatismale au développement de ces phénomènes nerveux, mais s'agissait-il d'un asthme vrai ? »

« Parmi les considérations, ajoute-t-il, qui s'imposent à l'asthme considéré comme manifestations de la goutte, la plus intéressante est la coïncidence parfaite de la disparition de l'arthrite avec le début de la dyspnée et le retour des phénomènes articulaires après la cessation de l'attaque. A ce critérium, on peut reconnaître l'asthme goutteux ; c'est donc une véritable métastase du principe goutteux sur le système nerveux central ; or la matière morbide ne saurait être que le sang chargé d'acide urique. L'asthme qui survient chez les goutteux loin des accès doit inspirer quelque défiance, car il n'est ordinairement que le signe d'une affection du cœur ou des vaisseaux, dès lors, ce n'est plus une dyspnée. Ces réserves étant faites, il se présente la question des origines héréditaires. »

« Si l'arthrite ne présente pas ces caractères classiques et personnels, il faut en rechercher les traces chez les ascendants, le père ou le grand-père est goutteux et l'asthme se manifeste à la première ou deuxième génération. Les maladies, en passant d'une génération à l'autre, subissent des mutations incontestables qui se trouvent explicitement étudiées dans mes recherches sur la bronchorrée publiées il y a quatorze ans. »

Germain Sée continue en disant : « L'hérédité de l'asthme semble un fait acquis à la science. Floyer, qui était asthmatique, eut un grand-père atteint de la même maladie; le père de M. Lefèvre était asthmatique comme lui-même. Voici un fait bien plus probant. Un asthmatique, père de quatre enfants, vit trois de ses enfants être atteints successivement; la fille en se mariant donne naissance à deux filles dont l'une devient asthmatique, l'hérédité est donc incontestable. C'est surtout dans les asthmes goutteux, d'une part, et, d'autre part, dans les asthmes infantiles que l'on constate le plus évidemment l'influence de l'hérédité, toutefois, pour les asthmes de l'enfance, il importe de ne pas les confondre avec l'emphysème constitutionnel. »

J'ai fini avec cette citation de Germain Sée.

Quelle incohérence dans cet article très long et fort diffus de l'encyclopédie de Jaccoud. Il y combat Pidoux et Gueneau de Mussy qui admettent l'origine arthritique de l'asthme et dans le dernier passage il est obligé de reconnaître cette origine et on ne saurait mieux que lui en démontrer l'action causale.

Bouchard admet la parenté étroite de l'asthme et de la goutte, résultant dans les deux cas d'une intoxication arthritique.

Haig assimile formellement l'accès d'asthme à l'attaque de goutte.

Je n'ai vu que bien rarement des asthmatiques qui n'aient point eu antérieurement des manifestations goutteuses ou rhumatismales. Dans deux cas, j'ai même observé la coexistence de la goutte ou du rhumatisme pendant les accès d'asthme, mais les manifestations arthritiques furent très légères.

Je dis avec intention, goutteuse ou rhumatismale, parce que c'est tout un, le radical, *excès d'acide urique, étant constant dans les deux cas,* je n'ai jamais compris le distinguo subtil, qui consiste à séparer ces deux manifestations.

J'ai de plus constaté d'une façon certaine, après mensuration sérieuse, *que chez tous les asthmatiques et les goutteux sans exception, le foie était notablement hyperthrophié* et que des troubles cardiaques et rénaux pouvaient coexister, que ces troubles fussent passagers ou durables, physiologiques ou organiques, et que l'intestin était infecté d'après les renseignements fournis par les analyses biologiques.

III. — ORGANES QUI INTERVIENNENT DANS L'ÉVOLUTION DE L'ASTHME

Contribution physique, chimique ou mécanique de chacun. — Leur rôle actif ou passif

Dans l'asthme, les altérations physiologiques et organiques sont lentes et successives; légères d'abord, elles deviennent graves par la continuité des causes qui les ont engendrées et par la répétition des crises.

Il s'agit donc d'arriver à rétablir l'harmonie des fonctions dans le circuit des actes organiques et physiologiques, à les unifier d'une façon mieux rythmée, et à maintenir leur discipline fonctionnelle.

La cause initiale des désordres réside principalement dans l'hérédité arthritique ou dans l'atavisme asthmatique, puis comme cause déterminante dans l'alimentation mal réglée, mal compensée par l'entraînement physique qui doit favoriser les combustions et les éliminations, telle est, du reste, l'origine de la sursaturation urique et des altérations hépatiques.

Les organes qui interviennent par leurs altérations ou leurs troubles fonctionnels dans l'évolution de l'asthme sont : l'appareil gastro intestinal, le foie, les poumons, le cœur, les reins.

De ces cinq organes, les uns ont un rôle actif et les autres passif. L'intestin, le foie et les reins interviennent activement, tandis qu'au contraire les poumons et le cœur se défendent passivement.

APPAREIL GASTRO-INTESTINAL

L'appareil gastro-intestinal est le facteur primordial de l'asthme, c'est le point initial du cycle organique et pathologique qui va, par des troubles divers, lui donner naissance. Il est utile de noter tout de suite que les asthmatiques sont généralement de bons *mangeurs et parfois des boulimiques*.

L'on peut affirmer, dit le professeur *Fonsagrives*, « que dans ce que mangent beaucoup d'hommes, il y a trois parts à faire, l'une pour le besoin réel, l'autre pour la sensualité, la troisième pour la préparation des maladies à venir ».

On peut tenir pour certain qu'à notre époque, nous mangeons trop, que nous abusons des aliments carnés et que nous avons de plus une tendance malheureuse à écarter de notre table les légumes, les salades et les fruits.

Le professeur *Armand Gautier* enseigne que les matières toxiques contenues dans l'intestin dérivent, presque exclusivement, de la décomposition de l'albumine des viandes.

Nous ne devrions cependant point oublier que, par destination, nous sommes *omnivores* et que l'alimentation doit être rationnelle, c'est-à-dire rigoureusement subordonnée à notre conformation anatomique et aux lois de la physiologie ; elle doit être mixte, mais avec grande prédominance de produits tirés du règne végétal ; elle doit aussi être variée, en quantité et en qualité, suivant l'âge, la diathèse, l'état de santé, l'activité physique, les saisons et le climat.

L'alimentation doit être partout et toujours proportionnée à la dépense générale de l'économie, elle doit fournir à l'organisme de l'homme les moyens de réparer les pertes qu'il subit. Toutefois, quand il s'agit des enfants, il faut ajouter les éléments nécessaires à leur croissance.

L'adulte excrète par jour en moyenne 310 grammes de carbone et 20 grammes d'urée. Le travailleur dépassant ce chiffre de dépenses, son alimentation doit comprendre beaucoup de matières ternaires, sucre, huile, graisse, amylacés et de substances quaternaires azotées pour réparer l'usure de la fibre musculaire.

L'entretien de notre chaleur étant aussi fourni par la combustion des matières alimentaires assimilées, quand la température ambiante est très élevée, nous devons diminuer la ration alimentaire carbonée.

La quantité de calories nécessaires à l'homme est de 2000 environ par jour. La *calorie* est, on le sait, la quantité de chaleur nécessaire pour élever de un degré centigrade la température de un kilogramme d'eau.

Si l'aliment excite et nourrit, n'oublions pas qu'il peut aussi intoxiquer, soit par son excès, soit par sa qualité, ou encore parce que ses déchets ne sont pas assez rapidement expulsés de l'organisme.

Manger avec discernement et mesure, c'est ménager la machine humaine et la faire durer; manger sans raison et sans méthode dans le choix de l'aliment, c'est la surmener, la détruire prématurément et favoriser l'invasion des maladies.

Poisons engendrés dans l'organisme

Les poisons engendrés dans l'organisme, proviennent d'origines diverses. Certains résultent de l'usure même de nos organes, d'autres proviennent d'altérations fonctionnelles, d'autres sont d'origine alimentaire, car les aliments, ceux précisément qui sont considérés comme les meilleurs et sont, par ce fait, les plus recherchés, sont dangereux par les poisons qu'ils contiennent; c'est ainsi que le suc ou jus de viande est toxique au point de tuer un animal à qui on l'injecte à la dose de 3 à 5 centimètres cubes par kilogramme.

Les poisons nous sont principalement apportés par les aliments carnés, ils naissent directement dans le tube digestif au cours des fermentations que ces aliments y subissent.

Nous nous défendons contre l'action de ces poisons carnés : 1° par l'intermédiaire du foie et de la glande thyroïde, qui ont pour mission de les neutraliser; 2° en en brûlant une partie par les oxydations engendrées par l'activité physique.

Voilà pourquoi on ne saurait trop insister sur la nécessité de maintenir l'intégrité du foie, son rôle étant prépondérant contre les intoxications.

Les poisons acides dérivés également de l'alimentation sont annihilés par les substances alcalines.

Le reliquat des substances toxiques non détruites est finalement éliminé par les reins, l'intestin et la peau.

Toutefois, si ces poisons ne sont pas détruits complètement ou rejetés au dehors par les émonctoires, ils se fixent dans l'organisme, là où la circulation est peu active ou très diminuée. C'est par ce mécanisme que les asthmatiques ou les goutteux s'imprègnent d'acide urique ou de ses combinaisons.

L'alcool et les vins pris en excès sont des aliments des plus dangereux au point de vue de l'intoxication, par suite des altérations hépatiques qu'ils engendrent.

La viande est un aliment beaucoup plus stimulant que nourrissant, le public en exagère singulièrement l'importance dans l'acte de la nutrition, aussi a-t-il une tendance néfaste à faire de la suralimentation carnée, de plus, la viande, plus que tous les autres aliments, constipe et crée ainsi un nouveau danger. La viande assimilée introduit directement dans l'organisme des substances capables de se transformer en toxines, et, si la quantité ingérée en est excessive, elle n'est pas digérée en totalité dans l'estomac et l'intestin grêle, et le résidu de son albumine va se putréfier très rapidement dans le gros intestin et développer dans le cæcum des acides gras, et des ptomaïnes d'une grande virulence.

Au niveau de l'intestin, les produits résultant de la digestion de la viande sont entraînés dans la circulation, une partie se fixe utilement dans les tissus, le trop plein s'altère, et produit comme principaux résidus : de l'*acide urique*, *sulfurique* et *phosphorique*.

Ces acides en excès, quand leur élimination est insuffisante, ou quand ils ne sont pas neutralisés par des aliments alcalinisants, tels que les légumes verts et les fruits, engendrent la sclérose ou calcification des vaisseaux et des organes.

La graisse de la viande produit également des acides organiques en s'oxydant.

Telles sont les raisons primordiales pour les asthmatiques de diminuer le plus possible la ration carnée et d'augmenter la proportion des légumes verts, des salades et des fruits, aliments indispensables à cause de leur propriété alcalinisante et antitoxique, de plus ils favorisent la solubilité et l'élimination de l'acide urique.

En dehors de ces méfaits de l'alimentation trop carnée, écoutez ce qu'en dit le professeur *A. Gautier* : « Le régime trop carné nous rend plus agressif, plus dur, plus volontaire. » On voit donc tout de suite la nécessité d'une alimentation mesurée et peu azotée pour l'élevage des enfants et pour la bonne direction à donner à leurs facultés intellectuelles.

D'après *Maurel*, la consommation de la viande a considérablement augmenté en France depuis 1840, par tête d'habitant.

« D'une enquête faite par l'Office du travail, il résulte que pour une population qui, depuis l'époque précitée, n'a augmenté que de 12 p. 100, la consommation de la viande s'est au contraire accrue de 90 p. 100. Celle du vin de 90 p. 100 également. Mais celle de l'alcool est montée à 260 p. 100. »

Cette suralimentation carnée, à laquelle toutes les classes de la société se sont soumises, a multiplié très sensiblement le nombre des arthritiques et, par suite, celui des asthmatiques. Mais c'est surtout chez les femmes et les jeunes sujets que les méfaits de cette suralimentation apparaissent le plus marqués.

Les aliments tirés du règne végétal, tel que le pain et toute la gamme des féculents, sont au contraire très peu excitants, mais ils sont les plus nourrissants, ce sont les aliments de choix pour les travailleurs et les meilleurs pour la croissance des jeunes sujets.

Les légumes frais et les fruits nous fournissent la majeure partie des sels minéraux et de l'eau dont nous avons besoin pour l'accomplissement de nos fonctions organiques, eux seuls aussi renferment la cellulose indispensable à un bon fonctionnement intestinal.

Toutefois, les aliments végétaux étant digérés presque exclusivement par le ferment que contient la salive, la *ptyaline ou diastase salivaire*, il est très important de les bien mastiquer pour les imprégner de cette diastase. La digestion des végétaux est complétée par l'action du *suc pancréatique* qui les transforme en dextrine et glycose.

Les végétaux ne renferment pas autant de principes nocifs que les viandes et leur albumine se putréfie bien plus difficilement dans l'intestin.

Non seulement les végétaux entravent les putréfactions, mais ils luttent aussi contre la constipation habituelle si fâcheuse chez les asthmatiques.

Le lait, d'après *Pagès*, est antitoxique, de plus il lave les tissus, c'est l'aliment de choix pour les asthmatiques et les cardio-rénaux, chez lesquels il favorise l'élimination urinaire, c'est enfin, avec les féculents, le meilleur aliment de croissance pour les enfants à cause des phosphates assimilables qu'il contient.

Il est très important de connaître la proportion de viande que l'homme peut manger chaque jour, cette ration doit être ainsi calculée, d'après *Pascault* et *Alquier* : 1 gramme par kilo du poids du corps, pour les intellectuels, les sédentaires, les employés de bureau, enfin pour tous ceux qui travaillent assis ou debout, mais sur place, aussi bien pour les hommes que pour les femmes.

Pour les ouvriers et pour tous ceux qui accomplissent des travaux de force, pour ceux qui marchent beaucoup ou déploient une grande activité physique, cette ration ne saurait suffire, mais en aucun cas elle ne doit dépasser 1 gr. 50 par kilo du poids du corps et par jour !

Pour mettre bien en évidence les graves dangers du

régime trop carné et pour faire bien saisir les avantages de l'alimentation mixte ou lacto-végétarienne, je ne saurais mieux faire que de citer les deux exemples suivants : l'un est historique et l'autre est connu de tout le monde :

La manufacture de tapisserie de *Beauvais* fut établie sous le règne de Louis XIV, par *Colbert*. A cette époque, les procédés de teinture pour le mordançage des étoffes, utilisaient principalement l'urine ou ses combinaisons uratiques. Dans le but de se procurer plus abondamment ces substances indispensables et d'en augmenter la teneur en sels ammoniacaux, on se décida à annexer à cet établissement une prison. Les condamnés à mort étaient mis en demeure d'opter entre l'exécution immédiate ou l'internement dans cette prison, naturellement ils choisissaient tous la prison. Là, ils étaient nourris exclusivement de viande et de vin pur, aussi étaient-ils très rapidement intoxiqués par ce régime, ils végétaient lamentablement et mouraient tous dans un délai variant entre quelques mois et deux ans et demi au plus. Je tiens ces faits d'un directeur de la manufacture de Beauvais.

Vous les trouverez également rapportés par le professeur *Boucheron* dans les cours de chimie industrielle, qu'il professe à l'École Centrale des Arts et Manufactures.

Voici maintenant la contre-partie :

Lors du congrès pour l'avancement des sciences tenu à Grenoble vers 1885, j'ai pu, avec le professeur Verneuil et M. Rochard, ancien inspecteur général du service de santé de la marine, visiter *la Grande Chartreuse*. Le Père Supérieur, qui s'était départi de son silence habituel, voulut bien nous donner tous les renseignements que nous lui demandâmes sur la santé des religieux, soumis, comme on le sait, au régime exclusivement lacto-végétarien.

Avec une bonne grâce parfaite, il nous apprit que la plupart de ses collègues y arrivaient affligés de tares variées : goutte, asthme, affection du foie, du rein, gravelle hépatique ou rénale, etc., que presque tous guérissaient et que, pour la plupart, ils mouraient octogénaires et souvent dépassaient cet âge.

En comparant ces deux méthodes d'alimentation et leurs résultats, la conclusion est facile à tirer, pour tous ceux qui recherchent la santé et la longévité, elle est nette et formelle, et les asthmatiques doivent s'en inspirer pour leur régime alimentaire.

Dans le chapitre VI, qui a trait au régime alimentaire spécial des asthmatiques, je compléterai ces données que je suis obligé d'écourter pour ne pas fatiguer le lecteur.

FOIE

Le bon fonctionnement du foie est des plus essentiels pour l'équilibre de santé des asthmatiques, or, si l'on examine systématiquement cet organe, on constate que chez eux il est toujours plus ou moins *congestionné, hypertrophié*, sensible dans son lobe moyen que l'on appelle, pour cette raison, le lobe *d'alarme* et que la vésicule biliaire est volumineuse, se vide mal, irrégulièrement et est souvent douloureuse à la pression.

Presque tous les malades ont de la *cholémie*, sans ictère à proprement parler, sans pigmentation de la sclérotique et sans cholurie, ils peuvent pourtant aller plus loin dans le processus inflammatoire hépatique, et présenter du subictère, sujet à des phases de rémission, les coliques hépatiques ne sont pas exceptionnelles, le cholécystite existe assez souvent, l'urticaire est très fréquente, ainsi que le prurit et l'eczéma, etc.

Il est donc *de règle que les asthmatiques aient le foie congestionné et infecté* par le fait de l'exagération alimentaire et de la qualité de l'aliment, d'où résulte la fatigue de cet organe et le ralentissement de ses fonctions, ralentissement qui devient presque continu.

Cette *constance dans les altérations hépatiques* chez les asthmatiques confirme bien la théorie arthritique de la maladie ; ajoutons que dans l'organisme l'hyperacidité totale est d'autant plus élevée que le foie fonctionne plus mal.

Quelles que soient les causes de ces altérations, infection d'origine digestive ou altérations anatomiques d'origine vasculaire, l'évolution en est toujours parallèle à celle des autres troubles organiques.

Le foie est une glande digestive qui agit sur certains aliments par la bile qu'il sécrète, il est de plus une glande nutritive, élaborant les matériaux nécessaires à l'*assimilation*, puis il transforme et stérilise les substances qui sont devenues inutiles et nuisibles provenant de la *désassimilation* ; enfin, cet organe emmagasine de grandes quantités de sang et il joue le rôle important de *régulateur* de la circulation générale.

La bile neutralise les acides venant de l'estomac ou ceux provenant du dédoublement des graisses neutres, dont elle favorise ainsi l'absorption, elle possède également un pouvoir antiputride très certain.

Le foie, avons-nous déjà dit, peut transformer certaines substances toxiques et les rendre inoffensives, il arrête même certains microbes au passage et exerce ainsi une action protectrice d'une grande importance contre les intoxications. S'il emmagasine les poisons, il ne les laisse passer que lentement et par petite quantité à la fois, diminuant ainsi leur effet toxique, puis il en élimine une autre partie très importante avec la bile. On saisit donc la nécessité du bon fonctionnement du foie et de son intégrité organique, puisque c'est une véritable barrière chargée d'arrêter nombre de substances dangereuses qui lui sont amenées par la veine-porte.

Cet organe remplit encore d'autres fonctions, il modifie les substances diffusibles et les rend plus stables, comme le démontre son rôle glycogénique, il retient aussi les graisses émulsionnées et même les savons qui, on le sait, sont toxiques.

Enfin, le foie est le centre de la formation de *l'urée*.

Les fautes diététiques ont une rapide et vive répercussion sur les fonctions du foie, elles se traduisent de suite par une coloration plus foncée de l'urine, par la précipitation de dépôts uratiques et les poussées prurigineuses.

Les asthmatiques annoncent très fréquemment une douleur caractéristique sous l'omoplate droit, beaucoup sont aussi affectés d'hémorroïdes, conséquence des troubles de la mauvaise circulation du foie.

Le professeur *Bouchard* n'hésitait pas à affirmer que « l'asthme est une maladie accompagnée et que c'est le gros foie que l'on observe le plus souvent ». *Glenard* déclare nettement que l'arthritisme n'est que de l'hépatisme.

Le foie hypertrophié des asthmatiques peut dépasser de 3 à 6 centimètres son épaisseur normale qui est de 9 à 10 centimètres. Ce fait est constant, mais, pour le mettre en lumière, il faut tenir compte des causes d'erreur qui peuvent provenir du tympanisme du côlon transverse, qui peut masquer la matité normale et même repousser l'organe de bas en haut. Il ne faut pas se fier aux rapports costaux, mais mesurer son épaisseur de sa limite supérieure à son bord inférieur, le bord se précise aisément à la palpation lorsque l'on prend la vésicule biliaire comme point de repère.

Il est à remarquer que c'est particulièrement au niveau de l'apophyse xyphoïde que le foie est le plus douloureux, la sensibilité y est telle que beaucoup d'asthmatiques croient souffrir d'une maladie d'estomac et cherchent à nous en imposer le traitement. Ces douleurs augmentent après le repas, ce qui s'explique aisément si l'on considère que le ballonnement stomacal, la distension gazeuse, si fréquents chez ces malades, soulèvent le diaphragme et gênent le cœur et les poumons.

Les altérations hépatiques peuvent aussi avoir un retentissement très grand sur l'état général des asthmatiques, puisque c'est normalement dans le foie que se produit l'*urée* aux dépens des substances azotées. Quand l'organe est troublé dans son fonctionnement, la destruction des produits toxiques de désassimilation ou d'alimentation se fait mal et l'organisme s'imprègne de substances nuisibles qui ne peuvent plus être éliminées par le rein, faute d'y être amenées sous une forme chimique adaptée au fonctionnement normal de la glande. Or, nous avons vu que la crise d'asthme se produisait de préférence dans les périodes où l'élimination est en déficit.

De ces constatations, ressort la grande importance que le médecin doit attacher à l'hygiène alimentaire, qui est le moyen le plus efficace pour lutter contre les affections du foie, car son activité fonctionnelle est limitée et de l'exagération alimentaire résulte un surmenage de cet organe entraînant le ralentissement des fonctions et engendrant sa congestion et son hypertrophie.

Voilà les raisons pour lesquelles depuis trente années j'ai pris soin d'examiner le foie de tous les asthmatiques qu'il m'a été donné de traiter. Chez tous, aussi bien chez les enfants que chez les adultes ou les vieillards, j'ai relevé la constance de l'hypertrophie et des troubles cholémiques.

La cause de cette hypertrophie si constante est liée à une alimentation trop roborante, trop carnée, à la suralimentation et à la boulimie puis parfois à l'abus des vins et des alcools. Elle est due encore à la déplorable habitude de certains asthmatiques de ne pas manger assez de végétaux, de salades et de fruits, quelques-uns par goût, beaucoup par système, bien que ces aliments soient des diurétiques, des alcalinisants et des antitoxiques donnés par la nature. Enfin, j'ajouterai que chez la plupart, la sédentarité est excessive, or l'entraînement physique est, par les combustions qu'il engendre, le correctif nécessaire d'une alimentation excessive et viciée.

« Sans suralimentation, dit le professeur *Maurel* pas d'arthritisme. »

CŒUR

Le cœur, chez les asthmatiques, subit à la longue des troubles qui, primitivement physiologiques, sont bientôt suivis d'altérations anatomiques. Fatigué de lutter sans fin contre la gêne de la petite circulation pulmonaire et contre la difficulté qu'il trouve à faire traverser au sang le parenchyme des poumons, il finit par se distendre dans son segment droit.

L'entrave causée par la stase sanguine de la petite circulation se répercute sur la circulation générale, dont elle détermine la stase veineuse, ce que dénonce la dilatation des veines, si particulièrement évidente au niveau des mains des asthmatiques. Dès lors s'affirme l'hypertrophie du muscle cardiaque. La dilatation du cœur droit engendre à son tour des troubles circulatoires particuliers.

Quoi qu'en aient dit certains auteurs, je ne crois pas qu'il y ait d'asthme sans troubles cardiaques, à un degré plus ou moins marqué, par suite de la gêne subie par la circulation pulmonaire. J'admets bien, il est vrai, qu'ils sont secondaires, qu'ils accompagnent l'athsme et ne le produisent pas, cependant, on ne peut nier qu'ils coexistent et qu'ils peuvent, avec le temps et par suite de leur persistance, amener des lésions graves et prépondérantes qui vont transformer la physionomie de l'asthme.

La maladie continuant, les accès se répétant, les troubles cardiaques augmentent avec le temps, les lésions s'accentuent et on voit apparaître les altérations des valvules et des orifices aortiques et pulmonaires.

L'hypertrophie du cœur droit a comme conséquence fatale une augmentation de son contenu et une difficulté plus grande à l'expulsion du sang, surtout quand les reins sclérosés ne débitent plus assez d'urine.

L'organe distendu ne peut se vider qu'en déployant un excès d'énergie qui l'épuise, et alors apparaissent les *troubles systoliques*, conséquence du désarroi cardiaque.

De là résulte encore cette sensation de pression intracardiaque si pénible, souvent accompagnée de *palpita-*

tions, dont se plaignent les malades, et que l'on reconnaît à la douleur caractéristique déterminée par la pression sur les scalènes et sur l'appendice xyphoïde, trilogie douloureuse, assez constante et consécutive aux troubles cardiaques.

Il est à remarquer que cette pression intracardiaque est une pression excentrique, mais elle est toujours interprétée à rebours par les malades, qui se plaignent d'être comprimés dans la région sous-sternale par un poids qui les écrase, d'autres fois, ils disent qu'ils sont comme serrés entre deux planches. Telles sont les expressions favorites qu'emploient les asthmatiques pour dépeindre cette pression, j'ai cru devoir les répéter textuellement.

Il résulte encore de cet excès de pression intracardiaque que la systole étant ralentie ou diminuée, d'une façon passagère ou durable, on peut constater parfois de l'*hypertension artérielle*, quand l'émonctoire rénal ralentit sa fonction. Le pouls est dur, concentré, cordé, l'*asystolie* est imminente et le cœur et ses valvules se *sclérosent*.

C'est alors que le malade arrive à l'impossibilité de l'effort, à l'incapacité de porter des objets lourds, à la gêne dans la marche, à la difficulté à gravir les rampes ou les escaliers, à se baisser, à mettre ses chaussures; toujours anhelant, il a dans ses promenades une démarche lente, entrecoupée d'arrêts nombreux, enfin, tous les soirs, le simple effort de monter au lit provoque chez lui une suffocation qui dure plusieurs minutes.

En terminant, il est intéressant de signaler que, dans l'immense majorité des cas, les affections isolées du cœur semblent elles-mêmes dériver de l'arthritisme et se développer sous l'influence principale d'un régime alimentaire mauvais, réglé sans discernement dans le choix de l'aliment et que ne vient pas compenser un entraînement physique suffisant.

POUMONS. — STÉNOSE ET EMPHYSÈME PULMONAIRE

N'est-il pas déconcertant de voir que l'*emphysème*[1], symptôme le plus immédiat et l'un des plus graves de la sténose asthmatique, n'ait été découvert qu'en 1803.

C'est seulement à cette date que l'on trouve l'emphysème mentionné dans les ouvrages de médecine; c'est *Baillie* qui, le premier, en donne la description d'une façon rudimentaire, il avoue que, de son temps, on ne connaissait aucun symptôme se rapportant en propre à la distension des cellules pulmonaires et permettant d'en reconnaître l'existence.

1. Etymologie Εμφυσημα; de εν, *en*, et φυσαω, *souffler*.

En réalité, c'est l'illustre *Laennec* qui, en 1819, nous donna la véritable description dogmatique de l'emphysème. Il en établit nettement deux formes : 1° *l'emphysème vésiculaire* et 2° *l'emphysème interlobulaire;* il en précisa les symptômes et s'efforça d'en découvrir la pathogénie. Mais il chercha en vain à expliquer la dilatation des alvéoles par la formation d'un bouchon muqueux.

C'est enfin à *Louis* que nous devons les travaux les plus remarquables sur cette affection.

L'emphysème et l'asthme sont, avons-nous dit, deux phénomènes jumeaux qui se conjuguent instantanément. Cependant l'un est la conséquence de l'autre, c'est la sténose spasmodique qui fait naître l'emphysème vésiculaire.

Sans sténose, pas d'emphysème.

La sténose asthmatique s'accompagne de contracture des bronches, des bronchioles et des canalicules bronchiques puis de distension vésiculaire.

Cette contracture convulsive des bronches a été démontrée par *Longet* et aussi par *Volkmann* chez les animaux. Ils ont vu, chez le bœuf et chez le cheval, les divisions bronchiques se contracturer sous l'influence des irritants mécaniques ou galvaniques.

L'emphysème vésiculaire est anatomiquement caractérisé par la dilatation des vésicules. Celles-ci peuvent avoir leurs tissus altérés par le fait de crises antérieures, parfois elles sont déjà les unes hypertrophiées, les autres très amincies et leur tissu est raréfié; quelques-unes ont même perdu une partie de la substance de leur paroi, ce qui constitue une véritable atrophie partielle du poumon.

L'excessive distension des vésicules, sous l'excès de pression résultant de la sténose, finit par en déterminer la rupture, permettant ainsi l'irruption de l'air dans le tissu conjonctif intervésiculaire ou sous-pleural.

De plus, les bronches sont toujours, pendant les crises, encombrées de mucosités plus ou moins adhérentes, qui viennent apporter une gêne plus prononcée et provoquer une toux violente qui augmente à son tour la pression de l'air.

Je vais donner ici mon interprétation personnelle sur la cause de la distension des vésicules, sur son mécanisme et ses effets, elle me semble logique, parce qu'elle répond aux lois de la mécanique, de la chimie et de la physiologie.

La dilatation des alvéoles ne se généralise pas dans tous les points des poumons d'une façon uniforme, c'est à leur sommet et surtout sur leur bord tranchant qu'elle est le plus accentuée. « C'est un fait important, dit Louis, qui, contrairement à l'opinion de

Laennec, semble indiquer l'indépendance de l'emphysème et du catarrhe pulmonaire, de celui, du moins, qui occupe les dernières ramifications bronchiques, car ils ont un siège différent, ils sont aux antipodes du poumon. »

Laennec attribuait, en effet, aux mucosités bronchiques un rôle de soupape s'ouvrant de l'extérieur à l'intérieur et laissant entrer l'air, mais ne lui permettant pas de sortir. Ce bouchon muqueux agissait d'après lui comme le bouchon du fusil à vent.

Recherchons, dans la constitution anatomique des poumons, ce qui peut expliquer l'ectasie des alvéoles.

Les bronches et les bronchioles se terminent en faisceaux de petits canaux, très fins, ou canalicules, non cylindriques, bosselés, irréguliers, à parois très minces. Ces canalicules succèdent à la bronchiole et s'en séparent à angle très aigu, en rayonnant et en se subdivisant à la manière des radicelles des plantes. Alors que les parois de la bronchiole restent parfaitement cylindriques et lisses, celles des canalicules alvéolaires présentent des petits renflements assez rapprochés, ce sont les *alvéoles pariétales*. Leur saillie est plus prononcée du côté externe que du côté interne. elles font partie intégrante de la tunique des canalicules, elles y sont enchatonnées, nombreuses, conglomérées en véritables paquets ou grappes. Enfin, les canalicules aboutissent à des *alvéoles dites terminales*, plus rares, et plus isolées.

Les alvéoles ne sont séparées que par de minces cloisons, elles ne communiquent pas entre elles et s'ouvrent dans les canalicules perpendiculairement à leur axe.

C'est dans l'intérieur de l'alvéole que s'accomplit le phénomène de l'*hématose*, grâce à une irrigation extrêmement abondante fournie par les ramifications de l'artère bronchique intralobulaire, cheminant dans les espaces interlobulaires, tandis que les veines et les capillaires très fines tapissent l'intérieur de l'alvéole.

Les vésicules pulmonaires dans l'état normal communiquent librement avec les bronchioles par l'intermédiaire des canalicules, mais, quand l'accès d'emphysème est établi, cette communication devient de plus en plus difficile, puis se supprime complètement, sous deux actions bien distinctes dont les effets se conjuguent.

1° D'une part, le diamètre interne des bronchioles terminales est déjà très restreint et celui des canalicules, plus exigu, va encore diminuer sous l'influence de la tuméfaction de sa muqueuse déterminée par la stase sanguine et la sténose. Pour peu que ces fines ramifications contiennent des mucosités, elles vont les oblitérer et la pénétration de l'air en sera rendue encore plus difficile.

2° Mais, d'autre part, on sait que la distension des vésicules peut être considérable, que du volume normal d'un grain de millet elles peuvent passer, d'après Pidoux, au volume d'un pois rond, ou d'une noisette.

Remarquons que cette dilatation des vésicules est surtout *endogène*. Elle résulte de l'hématose même, de l'excès de tension des gaz normaux et de ceux qui continuent à affluer, il faut ajouter encore la stase veineuse, le gonflement de la muqueuse et de son endothélium et l'action de la température ambiante. Alors la vésicule excessivement distendue, dure et rénitente, agit comme un véritable corps étranger, comme une bille, venant comprimer massivement le tissu conjonctif sous-jacent, dans lequel se trouve compris l'orifice de communication entre la vésicule et les canalicules. Dès lors la fermeture devient mécanique, hermétique, par pression directe et l'ectasie peut se produire sous l'influence de l'excès de tension et de compression mutuelle des alvéoles dilatées.

Or, quand ce processus se généralise dans un groupe d'alvéoles conglomérées, il en résulte un bloc massif, dont la pression écrase tous les tissus voisins : bronchioles, canalicules, alvéoles, constituant ainsi le lobule emphysémateux par déchirure.

Stokes a démontré que l'emphysème chronique était, par suite de sa persistance, toujours accompagné d'une dilatation du cœur droit, en rapport avec son ancienneté et il explique ce fait par la gêne apportée à la circulation pulmonaire dans les capillaires.

Cette entrave à la circulation pulmonaire engendre la stase sanguine dans le cœur qu'elle dilate et dont elle augmente le contenu ; il en résulte, pour cet organe déjà fatigué, la nécessité d'un surcroît d'efforts pour chasser l'ondée sanguine et son excédent, de là dérivent les *troubles systoliques* et l'inévitable *hypertrophie du cœur droit*. Ces altérations d'origine mécanique sont consécutives aux accès d'asthme, elles n'en sont point la cause provocatrice, comme beaucoup de médecins le veulent encore.

Voilà pourquoi tous les emphysémateux asthmatiques se plaignent de palpitations de cœur ou de suffocations dans l'effort.

Si le malade ne suit aucun régime, fatalement avec le temps et la répétition des crises, ces premières manifestations cardiaques se compliqueront d'altérations complémentaires plus graves, suivies de phénomènes d'asphyxie carbonique lente et, enfin, elles entraîneront chez les chroniques une déformation partielle et marquée du thorax consécutive à l'atrophie du tissu pulmonaire, à l'excès d'ampliation du thorax et aux contractures persistantes des muscles inspirateurs.

Une des caractéristiques de l'emphysème est la fréquence des mouvements respiratoires et leur impuissance. L'emphysème s'accompagne de la mise en action brutale de tous les muscles inspirateurs, aussi le malade éprouve-t-il aux insertions de ces muscles et en particulier à celles du diaphragme, de violentes douleurs.

Dans la crise d'emphysème, la poitrine revêt une forme globuleuse, elle semble élargie dans tous ses diamètres, les creux sus et sous-claviculaires s'effacent et se bombent, les espaces intercostaux se gonflent et s'élargissent, le diaphragme violemment contracturé s'abaisse sensiblement; enfin, la peau, par la gêne de la circulation, paraît comme œdématiée.

La respiration perd son rythme normal, elle devient saccadée et irrégulière, mais c'est surtout l'expiration qui est le plus entravée.

La percussion révèle une augmentation de la sonorité dont la tonalité devient très haute.

A l'auscultation, on constate que le murmure vésiculaire est très diminué, et que l'alternance bien rythmée du mouvement respiratoire n'existe plus; que l'inspiration est courte et sifflante, tandis que l'expiration, très pénible, rude, gémissante et démesurément prolongée, est entrecoupée de reprises. L'accès d'asthme a comme phase terminale un *catarrhe bronchique* avec tous ses symptômes. On a voulu, bien à tort, faire de ce catarrhe la cause génératrice de l'asthme, alors qu'il n'en est, au contraire, que l'aboutissant.

Tout ne se borne point à des troubles physiques; par la gêne qu'elle apporte à la circulation, cette sténose entraîne des troubles chimiques graves dans l'hématose, cependant, l'oxygénation du sang, quoique très limitée, ne s'arrête pas d'une façon absolue, mais l'exhalation carbonique est tellement diminuée que le malade est en état demi-axphyxique ou syncopal.

Voilà l'acte vraiment dramatique de cette angoissante sténose, je l'estime nettement asphyxique et dû en partie à l'action de l'acide carbonique, car l'exhalation pulmonaire se continue dans les alvéoles bouchées. Cette asphyxie est comparable dans tous ses points à celle de la pendaison, de la strangulation ou de l'immersion, toutes les modalités en sont les mêmes sauf que la conclusion en est meilleure. Dans l'asphyxie par les gaz des fosses d'aisances, l'oxyde de carbone ou l'acide carbonique des cuves de vendange, l'asphyxie est tout au contraire d'origine exogène.

Je signalerai à nouveau une particularité intéressante, les asthmatiques n'ont point d'hémoptysie, en dépit du traitement ioduré et alcalin intensif qu'ils suivent et malgré la violence de leur toux et la gêne de la circulation ; l'étude de cette particularité sera reprise dans le chapitre de l'*antagonisme de l'asthme et de la tuberculose*.

La stase sanguine avec dilatation des veines est parfois générale, mais elle se remarque surtout aux mains de presque tous les asthmatiques. Elle est la conséquence de la gêne de la circulation générale et plus particulièrement de celle de retour, par suite des altérations cardiaques et hépatiques, de l'athérome et de l'artériosclérose. Beaucoup d'asthmatiques sont hémorrhoïdaires par le fait de la gêne apportée à la circulation hépatique. On a pu le voir, c'est dans le poumon que la crise d'asthme atteint *son apogée*, et c'est dans les vésicules pulmonaires qu'est son véritable *point culminant*, cependant, je le répète, on ne connaît l'emphysème que depuis 1803.

Dans ce chapitre et dans celui de la définition de l'asthme, on trouvera bien des répétitions, je prie le lecteur de ne pas m'en tenir rigueur en considérant que la sténose et l'emphysème sont deux manifestations si étroitement liées et si instantanées dans leur évolution, qu'il est absolument impossible de les séparer dans la description. Or, les auteurs ont l'habitude de les traiter encore comme deux affections différentes, j'ai dû consacrer à l'usage, mais je crois qu'avec le temps ces deux épiphénomènes ne constitueront qu'une seule entité nosologique, au grand avantage de la clarté dans la description de l'asthme.

REINS

Les derniers organes touchés dans l'asthme sont les *reins*.

Leur rôle est capital, aussi, dans le traitement de l'asthme, doit-on tout d'abord s'assurer de leur intégrité, de leur bon fonctionnement et, dans ce but, ne jamais négliger de pratiquer l'*analyse urologique*.

Les altérations rénales chez les asthmatiques l'emportent tellement par leur gravité propre qu'elles commandent toute la situation.

C'est par les reins que les poisons solubles, endogènes ou exogènes, échappés à leur destruction dans le foie et entraînés dans la lymphe et le sang, doivent être rejetés en dehors de l'organisme.

Les reins, surmenés par une alimentation surabondante et trop azotée, se fatiguent, se congestionnent, leur parenchyme s'altère et l'insuffisance urinaire, si redoutable, s'accentue continuellement, aussi à peine sont-ils malades que la *tension artérielle augmente*, tellement est étroite la relation entre le cœur et les reins.

L'urine est un liquide d'élimination séparé du sang

par les reins; elle renferme des substances organiques et inorganiques, azotées ou non et présente une série de variations caractéristiques dans les éléments normaux et anormaux qu'elle contient.

Il nous semble important de donner quelques indications sur les caractères généraux de ces substances.

L'urée (N)[1]. — L'urée est le produit de la combustion des matières azotées dans l'organisme. Elle fut signalée en 1773 par *Rouelle* et réalisée par synthèse en 1828 par *Wœlker*; elle constitue le principal élément de l'urine; on en rencontre dans le sang, mais en très faible quantité, et aussi dans le chyle, la lymphe et la sueur; elle est élaborée dans le foie et dyalisée par les reins.

L'âge, le régime alimentaire, l'activité physique ont une grande influence sur les variations de l'urée, qui est tout particulièrement augmentée par l'emploi du chlorure de sodium ou du chloroforme. La quantité d'urée diminue dans les affections chroniques du cœur.

L'*urée*, dont le coefficient normal est de 17 à 19 grammes par litre d'urine, augmente de proportion chez

1. La lettre N qui suit le nom indique qu'il s'agit d'un élément normal de l'urine, la lettre A d'une substance anormale.

les jeunes sujets et diminue chez les chroniques et les vieillards, proportionnellement à leur sclérose rénale.

Chez les très anciens asthmatiques, atteints de déchéance physique, ou de lésions complémentaires cardio-rénales accompagnées d'hématose insuffisante, le coefficient de l'urée éliminée s'abaisse notablement et peut tomber à 3 ou 4 grammes.

L'élimination insuffisante de l'urée a une grande importance au point de vue pathologique et du pronostic, car, jointe à l'expulsion incomplète des matières minérales et des toxines organiques, elle doit faire redouter l'apparition de l'*urémie*, complication fâcheuse, beaucoup plus fréquente que l'on ne pense chez les asthmatiques chroniques. C'est même cette complication qui entraîne le plus souvent la terminaison fatale en provoquant la *syncope cardiaque*.

Acide urique (N). — Après l'urée, l'élément normal le plus important de l'urine est l'acide urique. Cet acide, dérivé de l'urée, découvert par *Scheele* en 1785, est contenu normalement dans l'urine, mais en petite quantité, à la dose de 37 centigrammes par litre; il y forme en outre des combinaisons désignées sous le nom d'*urates*, on le rencontre aussi dans le sang et dans les articulations des goutteux. Cet acide ne se forme pas dans les reins, mais dans les tissus des organes.

L'acide urique provient surtout de la décomposition de l'albumine des matières carnées, dont une partie est entraînée dans la circulation et se fixe dans les tissus, mais dont le trop-plein se putréfie et laisse comme principaux résidus : de l'*acide urique, sulfurique et phosphorique*, de l'*indican ou indoxyle*. La proportion d'acide urique augmente donc avec une alimentation carnée trop copieuse et sa solubilité est très variable.

On appelle *diathèse arthritique* cette disposition fâcheuse de l'organisme à produire un excès d'*acide urique* qui, n'étant éliminé qu'imparfaitement par les émonctoires ou modifié incomplètement par la dépense physique, s'accumule dans le sang, se dépose dans les articulations sous le nom de tophus, dans les organes et leurs réservoirs, en y formant des calculs. Ses composés pénètrent les parois des organes, les calcifient et diminuent la perméabilité des vaisseaux artériels en les sclérosant.

Bien que l'acide urique ait été découvert dès 1785, il n'en a pas moins fallu tout près de deux tiers de siècle pour établir, par des analyses rigoureuses, son coefficient normal de santé et pour tirer des déductions pathologiques de son exagération anormale, que celle-ci soit due à un excès de production ou à une insuffisance d'élimination. On ne connut que tardivement ses combinaisons variées et nombreuses.

Ce fut une révélation au point de vue de l'étiologie de nombre d'affections appartenant à la diathèse arthritique et qui fut grosse de conséquences, car de cette diathèse protéiforme, à modalités si multiples, on a fait beaucoup trop d'entités nosologiques distinctes, dont il faudra bien réduire le nombre, puis unifier et simplifier la thérapeutique.

Chlorure de sodium (N). — Les analyses démontrent que le *chlorure de sodium* est presque toujours en excès chez les asthmatiques, le coefficient normal étant de 6 grammes, je l'ai vu très souvent dépasser notablement ce chiffre et atteindre 8 à 15 grammes. Or, l'excès de chlorure de sodium est absolument nuisible à la fonction éliminatrice du rein, il en diminue notablement l'activité; aussi le régime alimentaire des asthmatiques doit-il comporter très peu de sel. C'est sans doute à l'absorption du sel sous toutes ses formes qu'est due l'influence fâcheuse du séjour au bord de la mer pour ces malades.

Oxalate de chaux (N). — La proportion des oxalates, et particulièrement celle de l'oxalate de chaux, augmente dans l'urine des asthmatiques, plus particulièrement au cours des troubles de l'hématose dérivés de l'emphysème, son excès vient se joindre à celui qui résulte de la nature des aliments.

La crainte des oxalates a été des plus exagérée, car ils s'éliminent très facilement par le fait du traitement alcalin et des boissons abondantes.

Albumine (A). — Chez les asthmatiques, on rencontre assez souvent de l'albumine à dose variable.

L'albumine de l'urine est à proprement parler celle du sérum, on peut donc l'appeler *serine*. Cette base bivalente peut se combiner avec les alcalis, elle donne alors des alcalis-albumines, solubles dans l'eau, elle peut aussi se combiner avec les acideset forme des acides-albumines, insolubles dans l'eau et dans l'alcool chaud.

On ne peut pas trouver plus de 5 p. 100 d'albumine dans l'urine, car c'est la proportion de serine que renferme le sang.

On rencontre l'albumine dans l'asthme, surtout quand il est compliqué d'affections du cœur ou du rein, dans le cas de maladie de *Bright*. On en trouve, enfin, d'une façon passagère ou intermittente, d'origine alimentaire.

Je ne parle que pour mémoire des albuminuries d'origine pyrétique.

D'une façon générale, l'albuminurie chez les asthmatiques est liée aux troubles d'origine toxique.

Cholestérine (A). — La cholesterine existe dans presque tous les liquides organiques, mais on ne la trouve pas normalement dans l'urine.

La cholestérine augmente quand les oxydations organiques se ralentissent, ce qui explique sa plus grande abondance chez les vieillards. On la rencontre dans certaines néphrites et dans les produits excrémentiels, tels que la bile, etc...

Indican (A). — L'*indican* ou uroxanthine est le résultat de la putréfaction des matières carnées, il existe très souvent dans l'urine, il y décèle sa présence par les couleurs variées qu'il lui donne (violette, verdâtre, noirâtre). Les fermentations qui le produisent ont leur siège dans le *cæcum*. L'urine contient toujours normalement de faibles traces d'indican, mais sa production augmente très sensiblement en proportion quand l'alimentation est surcarnée. Il développe dans l'intestin des principes septiques très toxiques, cause d'infections multiples.

Le cæcum étant le milieu où se produit la putréfaction des aliments carnés ingérés en excès et non assimilés, donnant naissance à l'indican, il y a tout lieu de penser que l'indican est une des causes génératrices de l'appendicite.

L'urine reposée contenant de l'indican se recouvre

de pellicules irrisées, dans lesquelles le microscope permet de déceler des cristaux bleus d'indigotine.

Urobiline (A). — L'urobiline, résultat de l'infection cholémique, détermine l'augmentation des pigments biliaires, qui, entraînés dans le sang, donnent à l'urine une couleur acajou.

Sucre (A). — On observe assez rarement chez les asthmatiques des manifestations diabétiques. L'analyse révèle exceptionnellement la présence de l'*acétone* chez les très grands buveurs et les diabétiques.

On peut parfois rencontrer encore de l'*acide lactique.*

La quantité moyenne d'urine émise chaque jour par l'homme en santé doit être de 1 500 grammes; elle peut, chez les asthmatiques, tomber à un chiffre très inférieur, parfois même, elle n'atteint pas 300 grammes. Cette insuffisance urinaire, jointe aux troubles circulatoires, constitue une des manifestations les plus dangereuses de l'asthme, à laquelle il faut attacher la plus grande importance.

Les troubles rénaux, prémonitoires de la dyspnée, sont parfois accompagnés d'une débâcle notable d'urate d'amoniaque ou de sable urique, comme dans la goutte.

La connaissance de l'*acidité urinaire* est très importante, car elle joue un très grand rôle dans le diagnostic des maladies, tout particulièrement dans l'asthme et dans la goutte. Cependant, il faut noter qu'elle peut varier à tout moment dans la journée et plus particulièrement après les repas.

Il est non seulement utile de connaître exactement la quantité, mais encore la qualité (couleur, sédiment, etc.) des urines émises dans les vingt-quatre heures; ces données sont tellement importantes dans la direction du traitement aussi bien que dans la prévision d'accidents imminents, que j'insiste très particulièrement sur la nécessité qui s'impose aux malades de recueillir leur urine dans un récipient tel qu'un examen superficiel soit facile, exact et répété une fois ou deux par semaine.

J'attire l'attention sur l'inconvénient que présentent, à ce point de vue, les appareils modernes d'hygiène qui, ne permettant pas cet examen spécial, privent le médecin d'un renseignement précieux.

RÉSUMÉ ANALYTIQUE DE L'ÉTIOLOGIE ET DE LA PATHOGÉNIE DE L'ASTHME

Voici le résumé causal et clinique de la succession des troubles physiologiques, chimiques, physiques et mécaniques, puis des lésions organiques secondaires et tertiaires, qui président à l'évolution de l'asthme et de ses accès.

1° *L'hérédité arthritique* ou *l'atavisme asthmatique* sont la cause initiale, ou la prédisposition à cette maladie.

2° *Le mauvais discernement dans le choix de l'aliment, l'absence de rationnement et en particulier la suralimentation carnée, non compensée par un entraînement physique indispensable* pour équilibrer les recettes et les dépenses, en favorisant les oxydations, sont les causes déterminantes.

3° De ces deux causes primordiales résulteront, au point de vue clinique, l'*intoxication spécifique arthritique*, dont la sténose asthmatique sera la résultante;

4° L'*intoxication* est due à la *sursaturation urique* et à la *diminution de la solubilité de l'acide urique*, entravant son élimination et provoquant l'*abaissement de l'alcalinité normale du sang*; puis en second lieu elle est produite par *la congestion et l'hypertrophie du foie, en état d'infection cholémique*, qui fait que cet organe ne brûle qu'imparfaitement les toxines qu'il est chargé de neutraliser, il en résulte que l'assimilation devient imparfaite et que les éliminations sont insuffisantes.

5° Les conséquences de cette intoxication sont *l'apparition de la sténose spasmodique déclenchée par le réflexe bulbaire* engendrant *l'emphysème pulmonaire* et suivis des troubles de *l'hématose*, par le fait de la gêne apportée tout d'abord à la petite circulation pulmonaire et ensuite à la grande circulation générale, troubles qui feront naître *l'asphyxie carbonique endogène.*

6° Enfin comme phase complémentaire et terminale, se produira la *bronchorrhée ou catarrhe bronchique.*

Cinq organes entrent en jeu ou sont touchés successivement, les uns activement, les autres passivement dans le processus asthmatique. Ce sont : *L'appareil gastro-intestinal, le foie, le cœur, les poumons et les reins.*

Dans l'asthme on relève *toujours la constance de l'excès d'acide urique, son défaut de solubilité* coïncidant avec *la diminution de l'alcalinité normale du sang, l'hyperacidité* totale est très accusée et, fait très important à noter, on observe presque toujours *la diminution très sensible du taux de l'élimination urinaire*, en même temps que le coefficient des *chlorures* est surélevé, parfois on rencontre un peu *d'albumine.*

Ces faits sont faciles à constater en faisant faire une *analyse urologique* complète, qui, en dehors des altérations précitées, dénonce encore parfois la présence d'une proportion exagérée d'*indican*, de l'*urobiline* et même souvent de la *cholestérine*. En même temps l'on remarque un *abaissement notable du taux de l'urée*, plus particulièrement chez les chroniques et les vieillards, car chez les jeunes sujets et les enfants il reste souvent surélevé.

A son tour *le foie hypertrophié d'une façon constante*, chez les asthmatiques, apporte sa contribution d'*infection cholémique.*

Puis le cœur troublé dans ses fonctions s'altère, subit des altérations anatomiques variées, *il se dilate, se sclérose, il se vide mal et incomplètement* et alors apparaissent l'excès de *pression intracardiaque, l'hypertension, l'asystolie* qui, avec l'insuffisance urinaire, prépare la redoutable complication de *l'urémie.*

Enfin *l'emphysème* contribue à son tour par *l'asphyxie carbonique* qu'il fait naître à provoquer l'état syncopal cardiaque.

Telles sont les phases successives plus ou moins actives des troubles et altérations organiques que l'on observe chez les asthmatiques. On a pu remarquer que ce sont l'excès d'acide urique et les altérations hépatiques avec les troubles cardio-rénaux et l'insuffisance urinaire qui dominent la scène et qui constituent la gravité des différentes formes de l'asthme.

Ajoutons que l'asthme a une évolution en rapport avec l'âge du sujet, l'intensité des causes, l'époque du début de la maladie et la fréquence des accès.

CHAPITRE IV

DIAGNOSTIC DIFFÉRENTIEL

J'arrive maintenant au chapitre du diagnostic différentiel, dans lequel je me bornerai à faire figurer : *l'angine de poitrine ou cardialgie, la rhino-bronchorrhée, dite asthme des foins et l'urémie*, affections qui toutes avaient été confondues avec l'asthme. Je laisse de côté toutes les formes de bronchites qui peuvent s'en rapprocher, mais je traiterai d'une façon aussi complète que possible une question des plus importantes à notre époque : *l'antagonisme de l'asthme et de la tuberculose*. Cette question est aujourd'hui de moins en moins discutée et elle semble à la veille d'être résolue dans le sens que je propose.

I. — CARDIALGIE AVEC NÉVRITE DES PLEXUS CERVICO-BRACHIAUX, OU ANGINE DE POITRINE

L'angine de poitrine a été longtemps confondue avec l'asthme et bien à tort, mais c'est une des manifestations arthritiques dont *l'alternance* avec lui est fréquente et dont les *métastases* sont communes. A ce titre cette affection mérite d'être décrite ici, en considérant surtout qu'avec *l'urémie*, c'est une des plus redoutables complications de la sténose asthmatique.

C'est en 1868 que l'angine de poitrine a été séparée de l'asthme.

C'est un médecin français, *Rougnon*, qui le premier donna la description de cette affection, et c'est l'Anglais *Heberden* qui, la même année, la qualifia *d'angine de poitrine* (*angor pectoris*), nom malheureux, du reste, puisque ce sont le cœur et ses plexus qui sont atteints, les poumons restant indemnes.

L'angine de poitrine débute presque toujours brutalement : sans aucun prodrome, le malade éprouve tout à coup sous l'influence d'un effort, d'une marche précipitée, voire même d'une émotion, ou par le fait d'une métastase arthritique, une douleur indicible, vive, lancinante dans la région du cœur, sous le sternum et s'irradiant au cou, à l'épaule et dans le bras gauche de préférence. Quelquefois, cependant, ce sont le bras droit et l'épaule droite qui sont touchés, enfin, par exception, les deux bras et les deux épaules peuvent être pris simultanément. Le cœur semble comme parésié pendant cet acte douloureux, la face devient extrêmement pâle, les extrémités se refroidissent.

Cette sensation de contriction de la poitrine, bien qu'extrêmement angoissante, n'est cependant pas augmentée par la pression, on ne remarque pas non plus de dilatation de la cage thoracique comme dans l'asthme.

Les accès d'angine de poitrine peuvent se répéter à des intervalles variables, ils peuvent disparaître complètement ou revenir avec une marche et une intensité progressives.

L'angine de poitrine peut être simple, essentielle et sans lésions organiques concomitantes.

D'autres fois, elle apparaît comme complication symptomatique d'une lésion du cœur, de ses vaisseaux, ou d'une aortite, d'une sclérose du cœur avec ou sans oblitération des coronaires.

L'angine de poitrine porte quelquefois le nom de sternalgie, de cardialgie ou de névralgie cervico-brachiale.

L'appellation qui a mes préférences, parce qu'elle dit tout, serait *cardialgie avec névrites des plexus cervico-brachiaux*, comme l'a qualifiée *Huchard* à qui nous devons ainsi qu'à son disciple et collaborateur *Fiessinger* les travaux les plus remarquables sur cette affection.

Huchard classe de la façon suivante les différentes modalités de l'angine de poitrine :

1° Angine de poitrine vraie, d'origine artérielle, par ischémie organique, déterminée par le rétrécissement ou l'oblitération des artères coronaires, c'est la forme la plus grave.

2° Les angines d'origine neuro-arthritique et dispeptique, qui surviennent chez certains arthritiques ou dans le diabète et qui se terminent le plus souvent par la guérison.

3° Les pseudo-angines de poitrine, par ischémie fonctionnelle du cœur, occasionnées le plus souvent par l'abus du tabac, cette forme est particulièrement curable en supprimant la cause.

Une des particularités des plus remarquables, qu'a signalée Fiessinger, c'est que les succès curatifs sont d'autant plus décisifs et nombreux que le malade est plus âgé.

Dans l'angine, les bruits du cœur sont tumultueux, un peu arythmiques, mais sans souffle valvulaire, à moins d'altérations cardiaques antérieures.

Le pouls est modifié dans sa fréquence et dans son rythme.

La respiration, contrairement à ce qui se passe dans l'asthme, et cela l'en différencie tout particulièrement, est très peu troublée. Il n'y a pas de gêne réelle de la respiration, cette particularité a été nettement signalée par le professeur *Jaccoud* et cependant la compression thoracique et cardiaque est telle que le malade croit que son cœur va s'arrêter de battre et qu'il va mourir.

L'hypertrophie du cœur, l'oblitération athéromateuse des artères coronaires, l'altération des valvules et de l'aorte ont été tour à tour invoquées comme cause de cette maladie, mais cela est loin d'être formellement démontré, puisque les crises sont intermittentes et peuvent ne pas se reproduire. Toutefois, disons que ces altérations organiques sont une addition qui peut provoquer le retour plus fréquent des accès et en intensifier la gravité.

Il n'est pas douteux que l'angine de poitrine est, elle aussi, une des nombreuses manifestations de l'arthritisme, qu'elle est comparable à l'attaque de goutte, que c'est même en un mot *la goutte du cœur* ou la névrite goutteuse de ses plexus. D'ailleurs, dans beaucoup de cas et même dans les plus graves, on recherche parfois en vain les lésions matérielles du cœur, c'est ce qui a valu à cette forme le nom d'angine de poitrine essentielle ou idiopathique.

Ce que l'on peut en tout cas affirmer, c'est qu'il ne s'agit point d'asthme et que l'on a bien fait de séparer ces deux affections, d'en faire deux entités distinctes, bien qu'elles aient une origine commune d'arthritisme.

Les accès d'angine de poitrine sont toujours graves, ils peuvent menacer la vie des malades et cela tient au rôle actif et prépondérant du cœur et de ses annexes dont les fonctions troublées, diminuées, ou enrayées peuvent entraîner la syncope cardiaque et la mort subite.

Ce qu'il y a de particulièrement remarquable, c'est que l'angine de poitrine, qu'elle soit essentielle ou symptomatique, a une expression clinique identique dans les deux cas et que la santé se retrouve après la crise dans le même état qu'avant, sans nouvelle addition pathologique.

Je ferai observer que, très souvent, j'ai constaté l'alternance de l'asthme et de l'angine de poitrine et vu parfois de véritables métastases de ces deux affections dont l'origine arthritique est commune.

J'ai eu moi-même deux crises d'angine de poitrine à un an d'intervalle, crises essentielles, sans asthme ou sans lésions cardiaques formelles, mais nettement arthritiques et métastatiques.

Ces deux crises m'ont permis d'étudier de bien près les modalités de cette affection.

Issu de parents arthritiques, très arthritique moi-même, j'ai eu toute ma vie à lutter contre les méfaits de cette diathèse qui menaçait, dès ma jeunesse, de m'empêcher d'exercer ma profession. Les manifestations arthritiques dont j'ai été victime dans ma longue existence, ont été : des coliques hépatiques, des crises d'entéralgie, de violentes attaques de goutte du pied droit, une dizaine d'attaques de lumbago, le vertige de Menière, mais par ailleurs, santé bonne.

En octobre 1914, je fus atteint de la plus violente et de la plus prolongée crise de lumbago que j'aie jamais ressentie, elle s'accompagna d'une douloureuse cystalgie.

J'étais en province et j'avais hâte de rentrer à Paris, aussi, après douze jours de maladie, me sentant un peu mieux, je me décidai à partir bien que souffrant encore, mal m'en a pris.

En gravissant la rampe qui précède la gare de Blois, soudain je fus pris d'un accès de suffocation cardiaque terrible, avec angoisse sous-sternale, et irradiation dans les plexus cervico-brachiaux; je dus m'arrêter net, la dyspnée ne fut accompagnée ni de toux ni de bronchite ni d'emphysème, en un mot, aucune gêne de la respiration ne se manifesta.

C'était bien une métastase foudroyante de lumbago et de cystalgie, puisque quelques heures auparavant les douleurs avaient complètement disparu.

Bien qu'à 150 mètres seulement de la gare, j'eus toutes les peines du monde à l'atteindre et je n'y parvins qu'après plus de six pauses, enfin, je pus monter péniblement dans le wagon et dix minutes après, la crise cessait.

Ce qui domina dans cet accès, ce fut sa brièveté, l'intensité de la pression cardiaque et le peu de douleur des plexus.

Un an après cette violente attaque, et presque à l'époque correspondante, en survint une deuxième, très prolongée cette fois, mais assez différente dans son expression et précédée d'une très légère attaque de goutte du gros orteil droit.

Subitement, au milieu de la nuit, je fus réveillé, sans phénomènes prémonitoires, par une nouvelle crise *d'angor pectoris*, cette fois l'angoisse cardiaque et la compression thoracique étaient relativement atténuées, tandis que la douleur des plexus était d'une violence inouïe, lancinante et accompagnée d'une sensation de brisure dans les deux bras.

Comme la première fois, pas d'asthme, pas de bronchite et disparition soudaine et métastatique de la poussée goutteuse du pied.

Cette crise dura quinze jours, revenant par accès périodiques surtout pendant la marche, mais sans m'obliger cette fois à m'arrêter. Cette dernière attaque a fait place à une santé parfaite, malgré mes soixante-dix-huit ans.

Le moi est toujours haïssable, mais il m'a semblé que ces deux observations valaient la peine d'être relatées, étant donné leur origine nettement arthritique et leur caractère essentiellement métastatique.

C'est sans doute une crise *d'angor pectoris* qui a dû inspirer à Sénèque « sa méditation de la mort ».

II. — RHINO-BRONCHORRHÉE ESTIVALE

DITE ASTHME DES FOINS

La rhino-bronchorrhée estivale a été qualifiée *asthme des foins* en France et *d'Asthma-hay* ou *Hay-fever* par les Anglais et les Américains ; elle serait causée, dit-on, par l'action du pollen des graminées sur la muqueuse nasale, car elle n'apparaîtrait qu'à l'époque de la floraison de ces plantes.

Cette étiologie m'a semblé aussi ingénieuse que douteuse, car la crise, dite des foins, est très rare chez les campagnards mais assez fréquente, au contraire, chez les citadins ; à l'accoutumance que l'on a invoquée comme raison de l'immunité pour les paysans, j'opposerai ce fait que les enfants, qui sont très souvent envoyés pour raison de santé à la campagne, sont presque toujours épargnés. Ajoutons qu'il faut bien chercher dans les villes, pour y rencontrer des champs de graminées et, quand il s'en trouve, ils sont tondus avec tant de soin qu'ils ne donnent jamais de fleurs.

Cette affection, très nébuleuse dans ses causes, nous a valu des travaux démesurément étendus, ne donnant, du reste, que des vues d'esprit sans précision pathogénique.

Pour *Morel-Makensie*, c'est une affection particulière de la muqueuse des fosses nasales, des yeux et des voies aériennes qui donnerait naissance au catarrhe et à l'asthme.

Dechambre (1860) et *Phœbus* (1862) pensent que l'action des graminées est fort exagérée et que ce sont le soleil et les premières chaleurs de l'été qui paraissent être la condition principale du développement de ce catarrhe. Mais, à côté de ces opinions, la plupart des auteurs ont voulu voir dans cés affections un asthme caractérisé.

Quant à moi, après Dechambre, je n'hésite pas à dire que ce n'est point un asthme, malgré les apparences et l'origine arthritique, mais un catarrhe paroxystique et suraigu, partant du naso-pharynx et s'étendant aux plus fines ramifications des bronches qu'il remplit et obstrue.

Cette affection qui apparaît chez les sujets de souche arthritique, migraineuse, névralgique, rhumatisante, revient par accès très lointains qui peuvent se reproduire d'année en année, presque à l'époque correspondante; elle se manifeste de préférence dans l'âge adulte, de vingt à quarante ans et assez rarement passé cet âge.

Nous allons donner les descriptions de la crise, et nous signalerons ensuite les particularités propres qui la différencient de l'asthme essentiel.

L'accès commence par des éternuements répétés, incoercibles, suivis d'une sécrétion abondante et fluide de la muqueuse des fosses nasales et de leurs cavités; la sécrétion lacrymale est aussi très marquée; les yeux sont injectés et les conjonctives sont le siège de démangeaisons insupportables, les caroncules sont gonflées et les paupières paraissent comme œdématiées. La muqueuse rétrobuccale et pharyngienne est très rouge et tuméfiée, sécrétante, ainsi que les amygdales et la luette. Toutes les exsudations se produisent à travers la membrane endothéliale de ces muqueuses, elles sont composées d'un liquide albumineux remplissant en partie l'arbre bronchique et produisant des phénomènes asphyxiques à la manière des gaz chlorés dits asphyxants.

La respiration est sifflante et dyspnéique, le visage pâle, le malade, très déprimé, se plaint de bourdonnements d'oreilles, il a de la fièvre, de la névralgie faciale, sa tête se congestionne sous l'influence de l'état fébrile.

Contrairement à la crise d'asthme, dont la durée est limitée, l'accès d'asthme des foins est d'une durée persistante, comme la grippe.

Salter qui était sujet à cette maladie nous dit « qu'il éprouvait d'abord des éternuements avec une démangeaison insupportable dans les narines, une irritabilité de toute la peau et de la face et un écoulement nasal très considérable. Ce dernier symptôme, dit-il, est d'autant frappant qu'il persiste quelquefois pendant des semaines entières. »

La série des phénomènes accompagnant l'asthme des foins, présente des différences très sensibles avec l'asthme.

1° Le catarrhe des muqueuses est très précoce dans l'asthme des foins, il est au début de la crise abondant et séreux et devient ensuite muqueux, comme dans le coryza et la grippe; or, dans l'asthme vrai, c'est l'inverse qui se produit, la crise d'expectoration marque la fin de l'accès.

2° La durée des accès est bien plus prolongée dans l'asthme des foins que dans l'asthme vrai, elle peut dépasser plusieurs jours, même des semaines; l'oppression est dans l'*Hay-fever* continue, diurne et nocturne sans rémission, tandis que dans l'asthme vrai, l'accès est court et ne dure généralement que quelques heures au maximum, séparé des suivants par des phases intermittentes de santé et il est le plus ordinairement nocturne.

3° La fièvre, constante dans l'asthme des foins, est extrêmement rare dans l'asthme vrai qui, en général, est apyrétique.

4° La sonorité du thorax qui à la percussion est

d'une très haute tonalité dans l'asthme, est, au contraire, à tel point diminuée dans l'asthme des foins, qu'on peut observer par endroit une matité qui est parfois si marquée que l'on croirait avoir affaire à un exsudat pleural ou à une obstruction bronchique.

5° L'abaissement du diaphragme et sa contracture sont moindres dans l'asthme des foins que dans l'asthme vrai.

6° Enfin, l'expiration est beaucoup moins prolongée dans l'asthme des foins, le rythme respiratoire restant presque normal.

Il semble bien que les deux maladies soient sous la dépendance de la même diathèse et que l'une soit une affection surtout catarrhale, tandis que l'autre est surtout spasmodique. Sa plus grande fréquence l'été n'infirme point son origine arthritique, puisque bien d'autres manifestations de cette diathèse se produisent également dans la même saison, exemple : la goutte.

De toutes ces considérations et de l'absence de lésions matérielles, je conclus que l'asthme des foins rentre dans la catégorie des flux sécrétoires et l'appellation qui semblerait lui convenir serait : *Rhino-bronchorrhée estivale.*

III. — URÉMIE

Le très grand danger que fait courir à l'asthmatique, le mauvais fonctionnement de ses reins, est *l'urémie*.

L'*urémie* est une affection qui comporte encore aujourd'hui beaucoup d'inconnues. Elle apparaît souvent comme une complication secondaire de l'asthme, de préférence chez les chroniques en déchéance organique.

C'est *Bright* qui le premier, en 1827, signala les dangers de la néphrite; puis *Wilson*, en 1833, édifia sur la présence dans le sang et sur l'apparition de l'albumine dans l'urine, la théorie de l'empoisonnement urinaire.

Enfin, *Piorry*, en 1847, qualifia les accidents que nous avons en vue du nom d'*urémie*.

Disons tout de suite que cette question n'est point encore résolue, elle reste obscure dans son étiologie comme dans ses effets.

L'urémie est constituée essentiellement par une intoxication générale de l'organisme, due à l'insuffisance de la fonction rénale et à la diminution consécutive d'élimination urinaire.

Cette altération rénale retient dans le sang les déchets de la désassimilation organique, les poisons, tels que les ptomaïnes, engendrés par les fermentations intestinales et non brûlés dans le foie hypertrophié. Alors la formation de l'urée fléchit et son élimination diminue très sensiblement.

La crise surgit sous l'influence du moindre incident épisodique, mais de préférence sous l'action du froid humide ou d'un excès de table ou de boisson.

On attribuait autrefois l'urémie, exclusivement au défaut d'élimination de l'urée, cette cause a bien sa valeur, mais elle est bien moins prépondérante que la rétention des toxines et des déchets organiques dans le sang.

Disons enfin que l'altération rénale est toujours précédée de l'insuffisance hépatique, que ces deux manifestations s'influencent mutuellement et s'additionnent.

L'urémie a des modalités cliniques très diverses, mais nous n'en retiendrons que trois qui se rapportent directement à l'asthme :

1° *L'urémie dyspnéique*, caractérisée par une fréquence respiratoire plus ou moins marquée, et un rythme anormal nommé rythme de *Cheyne-Stokes*.

2° *L'urémie cardiaque* dont l'accès ressemble à celui de l'angine de poitrine, si toutefois il n'en est pas un élément intégrant, surajouté à la lésion cardiaque.

3° Enfin, *l'urémie gastro-intestinale et hépatique* est toujours accompagnée d'hypertrophie du foie et de troubles cholémiques ; dans cette forme, on observe un état nauséeux habituel, des vomissements ou de la diarrhée, un excès d'indican, de la somnolence et la frigidité dont se plaint le malade.

Dans tous les cas, l'urémie, quel que soit le type clinique qu'elle affecte, constitue la complication la plus dangereuse de l'asthme, surtout si elle est accompagnée de lésions rénales profondes, celles-ci, en effet, ne permettent généralement pas d'espérer que ces organes puissent reprendre un jour leurs fonctions, non pas intégrales, mais suffisantes pour assurer l'élimination des toxines. C'est par le fait de l'intoxication urémique que peut se produire, chez l'asthmatique, la terminaison fatale par syncope cardiaque.

C'est dans la crise d'urémie que l'intervention du médecin doit être immédiate, rapide et énergique si elle veut être décisive et conjurer le danger imminent; il faut se hâter de pratiquer la saignée générale ou locale et tirer environ 350 grammes de sang pour suppléer à l'insuffisance urinaire et surtout pour diminuer la pression intracardiaque liée à la stase sanguine, à la faiblesse systolique, et au reflexe bulbaire.

Il faut faire, s'il est nécessaire, des injections de caféine et au besoin appliquer le marteau de Mayor.

Lorsque la crise d'urémie doit se terminer heureusement, ce qui arrive assez souvent, elle peut disparaître brusquement, mais, dans certains cas, la disparition est lente et graduelle; les crises peuvent se répéter ou s'éloigner en diminuant d'intensité; enfin, la sécrétion urinaire ne revient que très lentement à son taux presque normal.

Je vais rapporter deux observations où des émissions sanguines copieuses jugulèrent les crises dans des conditions presque désespérées.

Je soignais la femme d'un ancien ministre, âgée de soixante-cinq ans, asthmatique de longue date; bien que les accès d'asthme fussent devenus très espacés et bien moins intenses, cette malade, qui observait difficilement son régime alimentaire, parce qu'il lui était pénible et aussi par le fait de ses relations mondaines, conservait une insuffisance urinaire assez marquée. Une année, au mois de mars, après une promenade au bois de Boulogne, se sentant fatiguée, elle se reposa sur un banc et y resta assez longtemps, exposée au froid. Dans la nuit, elle fut prise d'une crise d'urémie dyspnéique et quand j'arrivai, elle était anurique et en état demi-syncopal. Immédiatement, je pratiquai une saignée de 350 grammes et, dans la soirée, l'état général s'améliorait; après quinze jours, la santé était redevenue la même qu'avant la crise.

L'année suivante, au mois de février, après une longue course en voiture, non chauffée et par un temps très froid, survint dans la nuit une crise analogue à la première, même émission sanguine, même résultat heureux.

Chez une autre dame asthmatique, âgée de quarante-deux ans et qui n'a jamais été réglée, j'eus à traiter, dans une période de dix-huit mois, trois crises d'urémie comateuse, sans phénomène convulsif. Je fis chaque fois une émission sanguine abondante, toujours suivie de succès; depuis dix ans, la santé générale de cette malade s'est maintenue bonne, plus d'asthme, plus de crises d'urémie, je l'ai revue il y a un mois, elle conserve une santé relativement très bonne qu'elle entretient grâce au régime alimentaire exclusivement lacto-végétarien, le taux de l'élimination urinaire est normal et dépasse même parfois 1 500 grammes.

IV. — ANTAGONISME DE L'ASTHME ET DE LA TUBERCULOSE

L'antagonisme de la goutte et de la tuberculose a comme corollaire celui de l'asthme et de la tuberculose.

Cet antagonisme repose dans ces deux affections sur leur origine commune nettement arthritique.

Il semble bien que la diathèse arthritique confère aux asthmatiques *l'immunité tuberculeuse* ; ils y sont à ce point réfractaires, que sur plus de trois mille malades traités par moi pour l'asthme dans ces trente dernières années, je n'en ai rencontré que douze qui, à des degrés divers, furent atteints de tuberculose, sur ce nombre déjà fort restreint, huit ont guéri.

Ce sont des faits de la plus haute importance, j'ai tenu à les mettre en relief, parce que certaine école soutient encore aujourd'hui la thèse opposée et, comme conséquence, préconise la fâcheuse suralimentation qui a causé tant de méfaits chez les asthmatiques, tout en en multipliant le nombre.

Aujourd'hui, avec les précisions fournies par l'analyse urologique et la bactériologie, le contrôle du diagnostic est assuré et le doute n'est plus permis sur l'état arthritique comme cause spécifique de l'asthme.

Si cette question reste toujours pendante, elle est de moins en moins discutée et, si elle n'est point définitivement résolue, elle est à la veille de l'être.

C'est *Pidoux* qui le premier a soulevé cet intéressant problème dans ses leçons sur l'asthme datant de 1855.

« Lorsque la phtisie, dit-il, et l'arthritisme coexistent, ils se modifient réciproquement au bénéfice du plus grave ; et, s'il est vrai que celle-ci finisse par prévaloir, il est certain aussi que la marche en est ralentie, et que les conditions de sa curabilité sont favorables, quand on les compare à celle de la phtisie tuberculeuse pure ; cela est surtout évident lorsque l'arthritisme est concentré sur le poumon et a produit sur cet organe ses effets propres, qui sont l'asthme et l'emphysème. Alors les tubercules ont, si l'on peut ainsi dire, la plus grande peine à se développer et s'ils se développent, ni ils ne désorganisent les poumons, ni ils ne cachectisent la nutrition générale, comme ils le font lorsque toute la phtisie leur appartient. »

Denjoy, dans son étude sur la phtisie, tire les mêmes conclusions.

Guéneau de Mussy avait aussi, un des premiers, signalé cette opposition : « Il y a, dit-il, entre l'asthme et la tuberculose une sorte d'antagonisme et ces deux maladies paraissent s'exclure mutuellement, dans certaines races prédisposées à la double atteinte, chez le même sujet, le développement de l'une semble enrayer ou affaiblir la marche de l'autre. »

« Certains asthmatiques peuvent devenir phtisiques et certains phtisiques peuvent devenir asthmatiques. »

« En effet, quand ces diathèses se juxtaposent chez le même sujet, c'est l'asthme qui d'ordinaire ouvre la scène, la tuberculisation ne devenant appréciable que quand certaines conditions débilitantes ont favorisé son développement. »

Monneret admettait que l'emphysème asthmatique se complique rarement de tuberculose, « car, dit-il, l'atrophie des alvéoles pulmonaires et la destruction consécutive des capillaires s'opposent jusqu'à un certain point au développement de cette hyperplasie qu'on appelle le tubercule. »

Rokitansky dénonce la rareté de la tuberculose chez les asthmatiques.

Henri Roger dit que « la tuberculose qui coïncide avec l'emphysème asthmatique est le plus souvent une phtisie modifiée dans son évolution générale et dans ses signes, qu'elle est très torpide et d'une bénignité relative durant presque tout son cours, elle est surtout remarquable par la lenteur de son évolution et par la circonscription des lésions. » Il ajoute : « Ce double caractère se trouve fréquemment dans la phtisie des autres sujets arthritiques. »

Germain Sée, qui doute toujours, discutant cette théorie, pose cette question : « Si l'emphysème primitif arrête le développement de la tuberculose, comment l'asthme peut-il être suivi de cette tuberculose? »

A cela, il est facile de répondre que quand l'asthme disparaît, c'est que la diathèse arthritique a cédé, c'est que l'hyperacidité urique, instrument de défense contre le bacille de Koch, est supprimée, alors l'organisme tombe en déchéance et la réceptivité tuberculeuse peut se manifester.

C'est du reste ce qui se passe chez les diabétiques, dont la diathèse originelle est toujours arthritique et elle les maintient, tant que la période d'état de sursaturation urique persiste et que les troubles hépatiques ne sont point trop accusés. Mais si, pour une cause ou pour une autre, le coefficient urique s'abaisse notablement au-dessous de la normale, l'état de défense de l'organisme fléchit et la *réceptivité tuberculeuse* tend à se manifester, entraînant avec elle la consomption.

Certes l'exagération urique est un danger mais, à tout prendre, quand elle ne dépasse pas d'une façon par trop exagérée les limites de la tolérance, c'est un merveilleux instrument de défense pour l'organisme.

C'est même le but que nous nous proposons dans la lutte contre la tuberculose : créer, par la suralimentation et le repos prolongé, un milieu arthritique, hyperacide inhabitable pour le bacille de Koch, qu'il empêche d'évoluer. Les analyses biologiques et bactériologiques nous renseignent d'une façon pertinente sur ce point, c'est même un contrôle indiscutable.

Une particularité des plus remarquables, c'est que si les asthmatiques, comme le veulent certains, étaient des tuberculeux, on observerait chez ces malades des hémoptysies et l'on sait, à n'en pouvoir douter, que, chez eux, il ne s'en produit jamais, malgré l'intensité de la toux et de la pression que subissent les bronches et les vésicules pulmonaires dans cette sténose et malgré le traitement intensif, ioduré et alcalin, qu'ils ont dû suivre.

En 1887, *Schlemmer*[1] est revenu sur cette question de l'antagonisme de l'asthme et de la tuberculose.

« Ayant noté toujours avec soin les antécédents héréditaires, j'ai pu, dit Schlemmer, diviser en deux classes, à cet égard, les asthmatiques, déjà nombreux, que j'ai eu l'occasion d'observer. »

« S'il est des pseudo-asthmes tuberculeux qu'on peut diagnostiquer en raison des signes d'adénopathie, on en rencontre aussi qui ne présentent pas avec assez de netteté les signes précités pour permettre le diagnostic. Parmi les cas de ce genre, il en est quelques-uns qui, pendant un temps très long (parfois plus d'une vingtaine d'années), ne peuvent demeurer suspects qu'en raison des antécédents héréditaires et de l'aspect général (d'ailleurs chétif aussi chez nombre d'asthmatiques purs). Mais chez tous ceux que j'ai observés et qui ont succombé à la tuberculose, celle-ci a éclaté

1. Schlemmer, *les Théories pathogéniques de l'asthme* (*Union médicale*, 1887).

toujours brusquement, et au moment où l'asthme cessait (probablement par suite d'un processus destructif succédant aux phénomènes de l'irritation ou de la compression), la bacillose a toujours présenté une marche extrêmement rapide et l'infection a toujours été généralisée. Ces malades, d'ailleurs très peu nombreux, présentaient tous des antécédents héréditaires directs (paternel ou maternel) tuberculeux. Jusqu'ici, chez aucun des asthmatiques que j'ai soignés et qui n'offraient pas d'antécédents tuberculeux directs, je n'ai eu connaissance d'une tuberculisation ultérieure.»

« D'autre part, certains faits m'ont semblé plaider encore en faveur de l'antagonisme en question : j'ai observé notamment un asthmatique adulte, issu de deux familles goutteuses et névropathiques tout à fait exemptes de tuberculose, qui présentait une déviation nasale très accusée, survenue progressivement dès l'enfance sans traumatisme aucun et qui offrait au moment de son arrivée, sur la cloison déformée, une ulcération de date très ancienne et indéterminée ; je n'ai pu (en raison de circonstances particulières) préciser, si les bacilles deux fois constatés dans les crachats provenaient d'une zone pulmonaire assez récemment et passagèrement congestionnée ou seulement de l'ulcération nasale ; quelle qu'en soit d'ailleurs l'origine, la guérison rapide de la congestion pulmonaire et la guérison, beaucoup plus lente mais depuis plusieurs années définitive également de la lésion nasale, me paraissent témoigner d'une résistance manifeste à l'invasion bacillaire. »

Le professeur *Brissaud*, dans son *Hygiène des asthmatiques*, dit :

« Les asthmatiques, même ceux qui sont atteints de bronchite catarrhale chronique, sont réfractaires à la tuberculose. Le milieu de culture préparé par une muqueuse respiratoire de névropathe ne convient guère au bacille de Koch. C'est un fait qui attend encore son explication, mais c'est un fait. »

« L'antagonisme dont il s'agit est connu de tout temps et il a dû, dès avant la découverte de l'auscultation, frapper d'autant plus vivement les médecins, que la dyspnée spasmodique permanente, non tuberculeuse, entraîne parfois une véritable cachexie. »

« L'immunité des asthmatiques vis-à-vis de la phtisie est donc très probablement le motif qui a accrédité le proverbe : L'asthme est un brevet de longue vie. »

« Mais l'incompatibilité de l'asthme et de la tuberculose existe-t-elle réellement ? — Il est rare qu'un proverbe se trompe et le fait est que celui-ci n'est démenti que par un très petit nombre d'exemples. Oui ! l'immense majorité des asthmatiques sont réfractaires à la tuberculose pulmonaire et l'on peut même ajouter hardiment, à toutes les localisations de la tuberculose en général! Bien d'autres sujets encore, parmi ceux qui ne sont pas asthmatiques, possèdent le même privilège et l'on s'accorde à déclarer que la plupart des neuro-arthritiques sont de ceux-là. »

« L'hérédité tuberculeuse peut être mitigée par l'hérédité arthritique, mais elle n'en perd pas forcément pour cela son influence phtisiogène. Guéneau de Mussy, le premier, a protesté contre l'opinion vraiment unanime qui avait jusqu'à lui prévalu sans conteste. Quelques exemples de la combinaison des deux diathèses lui servirent à établir : 1° que certains asthmatiques peuvent devenir phtisiques : 2° que certains phtisiques peuvent devenir asthmatiques. »

« Ainsi, tantôt l'asthme préexiste et se complique tardivement de tuberculose, tantôt la tuberculose débute et l'asthme suit. Dans le premier cas, les crises en s'atténuant laissent toujours quelques traces de leur passage, une dyspnée moins convulsive, plus régulière, accompagnée de poussées fébriles inaugure les symptômes de la bacillose. Dès lors, les accès d'asthme se font plus rares et perdent de leur franchise. Dans le second cas, les paroxysmes modifient la marche progressive de la tuberculose pulmonaire localisée, qui s'arrête ou se ralentit dans son évolution. Guéneau de Mussy se demande si l'emphysème qui complique l'asthme n'est pas la véritable cause de cette détente, car l'emphysème essentiel, sans asthme, passe pour s'opposer à l'envahissement tuberculeux. Dans cette hypothèse, l'asthme exercerait indirectement sur la tuberculose confirmée son influence favorable. »

« Enfin, on a vu alterner les périodes respectives de l'asthme et de la tuberculose, chacune des deux maladies dominant la scène à tour de rôle. »

Cet intéressant problème m'entraîne à faire sur cette question une digression, qui me paraît ne pas manquer d'intérêt, elle s'y rattache du reste très étroitement.

Classification des tuberculeux. — J'ai toujours dans le cours de ma pratique, en considérant combien la bacillose était rare chez les arthritiques, été surpris qu'on n'ait jamais cherché à établir une *sélection clinique entre les tuberculeux.*

Cette sélection aurait *pour base leur diathèse originelle*, et, bien faite, elle permettrait d'établir avec une quasi-certitude le pronostic de leur cas, puis de diriger leur traitement avec plus de précision en l'adaptant exactement au degré de la tare atavique.

Le traitement de la tuberculose *est un pour tous les bacillaires*, c'est une conception fâcheuse à mon avis.

Voici comment je comprends cette sélection.

Je divise les bacillaires en trois catégories ou classes.

1re *catégorie.* — Cette classe comprend les bacillaires d'origine arthritique des deux côtés.

Ceux-là rationnellement traités ont les plus grandes chances de guérir.

2e *catégorie.* — A la deuxième catégorie appartiennent les bacillaires qui relèvent essentiellement de la diathèse tuberculeuse des deux côtés, presque tous ceux-là doivent s'effondrer lamentablement en dépit des soins et du traitement.

3e *catégorie.* — Elle renferme ceux dont l'atavisme morbide est *croisé*, l'un des ascendants étant arthritique alors que l'autre est tuberculeux.

Les bacillaires de cette dernière classe présentant un terrain de défense meilleur que ceux de la deuxième, l'imprégnation tuberculeuse est moins profonde, l'arthritisme qui sommeille en eux ralentit le processus tuberculeux; enfin, l'affection revêt dans sa marche un caractère plus torpide et on obtient chez eux très souvent une survie inespérée et d'assez nombreux cas de guérison.

En revenant à mon sujet, je dirai que les asthmatiques étant nécessairement des arthritiques, j'ai toujours recherché un asthmatique d'origine tuberculeuse des deux côtés et *je ne l'ai jamais rencontré,* alors que j'en ai trouvé un certain nombre appartenant à la troisième catégorie, celle des diathèses croisées.

Je donne dans ce chapitre trois observations de ma clientèle, intéressantes en ce qu'elles confirment les données de la plupart des auteurs précités.

Voici la première particulièrement curieuse qui démontre bien que l'arthritisme est en antagonisme avec la tuberculose.

Un maître boulanger de Crépy-en-Valois, âgé de quarante-deux ans, boulimique, arthritique d'origine et des deux côtés, pesant 110 kilos, était depuis environ dix ans devenu asthmatique, au point de ne plus pouvoir exercer sa profession et d'être obligé de se contenter de la surveillance de sa maison.

Au commencement de 1910, il vint me consulter, je constatai qu'il avait un foie énorme, que son coefficient d'acide urique était de 76 centigrammes. Je le mis au traitement et au régime alimentaire que je préconise. Trois mois après il avait perdu 18 kilos, mais il avait pu reprendre ses occupations manuelles ; le progrès s'est poursuivi jusqu'en 1913, l'asthme n'avait pas reparu.

A ce moment, il revint à ma consultation, amaigri, fatigué, en véritable déchéance physique, il avait perdu 38 kilos de son poids initial.

A l'auscultation, je trouvai au sommet du poumon droit une lésion tuberculeuse étendue, dont la nature fut confirmée par une analyse bactériologique.

Le malade était donc bien devenu tuberculeux. L'alimentation se faisait mal, des vomissements alimentaires se produisaient souvent, la température vespérale s'élevait de plus en plus et des sueurs nocturnes apparaissaient, la toux était quinteuse et fréquente. En l'entendant tousser, je fus très frappé du timbre de sa toux, elle avait le caractère de la toux férine de la coqueluche.

Je lui demandai aussitôt s'il n'avait pas d'enfants ayant la coqueluche; or, l'un de ses trois enfants en était atteint depuis trois mois et la lui avait transmise.

C'est cette coqueluche qui avait déterminé la déchéance de l'organisme en diminuant l'alimentation et fait disparaître l'arthritisme, elle avait ainsi favorisé la réceptivité tuberculeuse.

Immédiatement, je cherchai à rétablir la diathèse arthritique par la suralimentation carnée et le traitement approprié. — Après quatre mois de ce régime, le malade reprenait du poids, de la vigueur, ne toussait presque plus et mangeait beaucoup. Aussi, au dixième mois du traitement, l'asthme reparaissait, m'obligeant à rompre la suralimentation et à le remettre au traitement antiasthmatique.

Depuis cette époque, la santé de ce malade est parfaite; je l'ai revu il y a un mois, sa poitrine ne dénote aucune lésion, il travaille comme aux plus beaux jours et il a même été pris pour le service militaire, où il est maintenu depuis plus de deux ans.

L'alternance répétée de l'asthme et de la tuberculose a déjà été signalée.

J'ai dans ma clientèle un cas des plus intéressants de réviviscence du bacille de Koch, sitôt que l'arthritisme fléchit, puis de régression de la bacillose, quand l'arthristisme reparaît.

Depuis cinq ans, je soigne un chef d'atelier d'une grande maison de joaillerie, cet homme âgé de cinquante trois ans, issu d'un tuberculeux et d'une arthritique est alternativement tuberculeux et asthmatique ; les périodes où la tuberculose se substitue à l'asthme, durent environ trois mois et apparaissent de préférence l'été, pour faire place ensuite aux manifestations asthmatiques. La phase asthmatique comprend généralement, l'automne, l'hiver et une partie du printemps, durant huit à neuf mois; la même alternance se reproduit presque mathématiquement tous les ans, mais en s'atténuant au point de vue de la bacillose. Le malade a un appétit très bon et toujours régulier. Dans la période de tuberculose, il conserve ce même appétit, mais il a un peu de température vespérale, sans sueurs nocturnes, l'analyse biologique a décélé la présence des bacilles de Kock dans cette période en indiquant qu'ils sont peu nombreux, pas d'hémoptysie. Et voilà cinq ans que cela dure et ce malade n'a jamais cessé de diriger ses ateliers ! Je dois ajouter que son régime alimentaire thérapeutique varie avec l'alternance des lésions, renforcé dans la stade tuberculeuse, diminué et plus végétarien dans celle de l'asthme ; son traitement médical s'adapte aux nécessités de cette singulière alternance ; enfin, ce malade est notablement amélioré dans ces stades actuelles de bacillose, qui sont de moins en moins prolongées et de moins en moins graves, faisant prévoir la guérison de la bacillose.

Voici encore une troisième observation qui présente un réel intérêt. J'ai comme cliente [1] une rentière âgée de quatre-vingt dix ans, cette vieille demoiselle est asthmatique depuis son âge adulte, elle est de souche nettement arthritique des deux côtés. Il y a douze ans, elle fut prise d'une fièvre typhoïde grave accompagnée d'escarres fort étendues au sacrum et à la région trochantérienne droite, cet état typhoïde dura plus d'un mois et les escarres ne furent complètement guéries que trois mois après le début de la maladie.

La malade, par le fait de son grand âge et de son

1. Cette malade vient de mourir de gangrène sénile du pied gauche le 8 mai 1917.

épuisement général, urinait involontairement sous elle, elle ne voulut à aucun prix entendre parler d'un lit mécanique, elle était donc presque constamment dans un bain d'urine, malgré tous les soins dont elle était entourée. La convalescence fut longue, fort accidentée et accompagnée de bronchites multiples, mais sans accès d'asthme.

Cinq mois environ après le début de cette maladie, apparaissait une lésion tuberculeuse au niveau de la fosse sus-épineuse droite dont la nature bacillaire fut confirmée par l'analyse bactériologique.

La déchéance physique était grande, entretenue par le séjour constant au lit, toujours si fâcheux pour les vieillards et augmentée encore par les refroidissements causés par l'incontinence urinaire qui persistait; cet état si précaire accompagné de tuberculose semblait indiquer une fin prochaine. Quand, contre toute espérance, la malade commença à mieux s'alimenter, reprit des forces, ce qui me permit de la faire lever quelque peu tous les jours, le mieux s'accentua, l'appétit devint bon et régulier et un an environ après le début de la fièvre typhoïde, l'incontinence urinaire disparaissait, les forces augmentaient de jour en jour et la malade pouvait rester levée une grande partie de la journée.

Alors il arriva que cette malade qui n'avait plus eu

d'accès pendant près de trois années, fut reprise de ses crises d'asthme, ce qui m'obligea à modifier son régime alimentaire et à suspendre d'une façon formelle la suralimentation carnée.

Maintenant, cette malade se lève tous les jours, se promène dans sa chambre, ou reste dans son fauteuil et son état de santé est relativement satisfaisant pour son grand âge. Bien entendu, la lésion tuberculeuse a disparu, l'analyse biologique l'a démontré, et il ne lui reste plus pour tous accidents qu'un peu de dyspnée emphysémateuse, et parfois une petite poussée goutteuse du pied gauche.

J'ai donné au début de ce chapitre les opinions d'un groupe très important d'autorités médicales incontestées, qui toutes admettaient déjà sans réserve le bien-fondé de l'antagonisme de l'arthritisme et de la tuberculose, à une époque où le contrôle par l'examen bactériologique des crachats n'existait pas encore ; aujourd'hui, où ce contrôle est devenu effectif, il confirme d'une façon formelle les données de la clinique, le doute n'est donc plus permis, cet antagonisme est bien réel, il est même puissant.

C'est un fait d'une importance capitale, et, logiquement, cette conception de l'immunité tuberculeuse doit s'étendre à toutes ou à presque toutes les autres modalités de l'arthritisme.

CHAPITRE V

PRONOSTIC

Comme toutes les modalités de l'arthritisme, l'asthme a une durée indéterminée et une fréquence plus où moins grande de ses accès. Ils disparaissent parfois définitivement après quelques crises, d'autres fois ils se répètent pendant de longues années, et, enfin, ils peuvent persister durant toute la vie.

Le public est porté à croire qu'une longue existence est dévolue aux asthmatiques, que cette maladie confère « un brevet de longévité » ; je ne voudrais point me porter garant de l'infaillibilité de cet aphorisme populaire pour un malade qui ne voudrait pas se soumettre au régime alimentaire et à l'entraînement physique indispensables, pourtant il contient une part de vérité qui procède plutôt de la diathèse que de l'asthme lui-même.

La diathèse arthritique fait des tempérants et des actifs une race d'élite, prédestinée à la longévité, c'est la race résistante et vigoureuse, si les recettes et les dépenses sont sagement compensées. Mais l'excellence même des fonctions d'assimilation chez les asthmatiques et les goutteux constitue pour eux un réel danger, dont ils ne manquent pas d'être les victimes, s'ils ne consentent pas au rationnement nécessaire, et à la tempérance voulue.

Comme la goutte, l'asthme ne tue que par ses complications secondaires.

Chez les enfants et chez les sujets jeunes, l'asthme ne compromet jamais l'existence, ils en guérissent facilement avec le régime alimentaire secondé par l'entraînement physique bien réglé.

Floyer, qui a écrit en 1726 un traité de l'asthme, était lui-même asthmatique ; cette affection qui dura chez lui plus de trente ans ne l'empêcha pas, cependant, de mourir plus qu'octogénaire. Dans son ouvrage, « il affirme avoir soigné des asthmatiques qui l'ont été pendant plus de cinquante ans, et qui, néanmoins, se sont assez bien portés, sans que leurs poumons aient été sensiblement altérés et sans être hors d'état de s'acquitter de leurs fonctions ordinaires ».

Salter cite l'observation de cinq jeunes malades « qui, tourmentés dans leur jeunesse par des crises très pénibles, furent guéris sans retour ».

Dans ma longue pratique, j'ai eu à soigner quarante-cinq enfants asthmatiques, tous ont guéri facilement par le régime, l'entraînement et la médication antigoutteuse très modérée.

Chez les adultes, de vingt à quarante ans, l'asthme peut tendre à s'aggraver et à se compliquer par le fait des fautes diététiques trop répétées, dans cette période de la vie, toutefois, beaucoup de ces malades peuvent encore guérir aisément en supprimant la cause.

Chez ceux qui arrivent à la cinquantaine, la répétition sans cesse grandissante des accès et la continuité fâcheuse de la cause, accentuent la tendance de plus en plus marquée, aux complications organiques secondaires, qu'elles intensifient : catarrhe bronchique, altérations cardiaques, artériosclérose, lésions hépatiques et rénales, urémie, albuminurie; ces accidents secondaires modifient la physionomie des accès et entraînent la déchéance physique, qui va en s'accentuant lorsque le malade conserve ses habitudes mauvaises.

Chez les chroniques et les vieillards, on peut obtenir une atténuation des accidents et une survie prolongée grâce à un régime et à une médication bien compris, mais le pronostic devra être très réservé, surtout quand ils prétendent, pour excuser la continuité de leurs habitudes fâcheuses, que « la table est le dernier sourire de la vie », ou que « le vin est le lait des vieillards ».

Parmi les nombreux asthmatiques que j'ai soignés, plusieurs sont morts plus qu'octogénaires : une vieille demoiselle a atteint quatre-vingt-dix ans et un ancien médecin principal de l'armée vient de mourir à l'âge de quatre-vingt-sept ans.

En résumé, on ne meurt pas de l'accès d'asthme, mais on peut succomber à l'une ou l'autre des complications arthritiques qui l'accompagnent et dont les plus redoutables sont l'urémie et l'angine de poitrine qui peuvent provoquer la syncope cardiaque.

Une particularité à signaler, c'est que lorsque les crises d'asthme ont disparu depuis longtemps, la goutte succède assez souvent à l'asthme.

CHAPITRE VI

TRAITEMENT

Avant d'entrer dans les détails du traitement des asthmatiques, il me semble utile de diviser en trois catégories les différents moyens thérapeutiques que j'ai coutume d'employer.

La première catégorie et je crois la plus importante au point de vue de l'avenir du malade, renferme des règles d'hygiène alimentaire et d'entraînement physique.

La seconde contient les prescriptions médicamenteuses établies aussi bien pour la lutte contre la diathèse que pour le soulagement de la crise.

La troisième, enfin, comporte un traitement très spécial appliqué sous forme d'*inhalations gazeuses* particulièrement dirigé contre les infections secondaires de l'arbre respiratoire, liées aux conditions anormales dans lesquelles fonctionnent les poumons des asthmatiques.

HYGIÈNE THÉRAPEUTIQUE DE L'ASTHMATIQUE

Alimentation — Entraînement physique

« Sublata causa tollitur effectus. »

Le traitement de l'asthme par le régime alimentaire antiarthritique est logique et naturel, puisque c'est celui de la cause primordiale, il s'appuie directement sur la pathogénie. Aussi, quand les malades voudront se soumettre aux lois d'une alimentation plus rationnelle, sans défaillance et avec persévérance, ils rétabliront l'équilibre parfait entre la recette et la dépense, et supprimeront dans leur organisme *les altérations hépatiques et l'excès d'acide urique qui constituent les causes spécifiques de l'asthme.*

On comprend dès lors l'importance qu'il y a à connaître, le plus exactement possible, le régime alimentaire nécessaire et les catégories d'aliments qui peuvent être utilisés et dans quelle mesure ils doivent l'être.

Les résultats heureux que j'ai obtenus chez les asthmatiques, comme chez les goutteux qui ont suivi mes préceptes diététiques, en les accompagnant de l'entraînement physique indispensable, m'autorisent à affirmer qu'il y a peu de maladies *plus curables que l'asthme dans ses débuts* et que les chroniques eux-mêmes obtiendront toujours une amélioration très notable dans leur état et bénéficieront d'une survie prolongée.

Dans un chapitre précédent, j'ai développé les causes des intoxications, leur nature et leurs méfaits et j'ai tenu à rappeler que c'est grâce aux travaux de *Bouchard*, que nous savons que le milieu gastro-intestinal renferme une profusion de microbes variés et contient une réserve de toxines ou de poisons, qui y sont engendrés et constamment renouvelés par l'alimentation mal réglée.

Pour établir une règle précise d'hygiène thérapeutique alimentaire, il importe donc d'étudier les conditions anatomiques et physiologiques qui imposent à l'homme son programme d'*omnivore* et la nécessité de s'y soumettre, s'il veut vivre longuement et bien portant.

L'importance de la diététique n'a point échappé à nombre d'observateurs notoires : médecins ou philosophes.

Le professeur *Bouchardat* disait : « J'ai eu deux phases distinctes dans ma vie thérapeutique, j'ai consacré une partie de ma jeunesse à la thérapeutique pharmaceutique et mon âge mûr aux recherches originales de thérapeutique hygiénique. En avançant dans la vie, les jeunes médecins verront comme moi que la pharmaceutique ne tient pas toutes ses promesses, et ils reviendront bien souvent à l'emploi sagement dirigé des modificateurs hygiéniques. »

Le professeur *Grancher* enseignait que seule l'hygiène thérapeutique peut restaurer les lésions organiques, régénérer les tissus et rétablir les forces.

Notre grand *Molière* a tout dit dans sa judicieuse maxime : « Il faut manger pour vivre et non pas vivre pour manger. »

Montaigne, ce grand penseur, qui a touché à tout, nous donne de sages conseils dans ses « armes de gueule ».

L'arthritique *Voltaire* soutenait que « le régime vaut mieux que la médecine ».

Brillat-Savarin, qui devait s'y connaître, n'hésite pas à affirmer « qu'un bon cuisinier devrait être doublé d'un savant hygiéniste ».

Mais le mot le plus frappant a été dit, au commencement de l'ère chrétienne, par le philosophe *Sénèque* : « L'homme ne meurt pas, il se tue. »

J'ai cru devoir citer des pensées venant d'hommes considérables, car elles sont marquées par leur haut esprit d'observation.

Aujourd'hui, non seulement l'homme ne se contente plus de manger, mais un vent de folie a passé sur lui, le poussant à une *suralimentation* à outrance qui le tue.

Voici, entre cent autres, un exemple des plus

typiques : en 1906, je fus appelé à Brest pour un notable négociant, âgé de cinquante-quatre ans, asthmatique dès son enfance. Ce malade, boulimique, albuminurique et urémique, était exsangue, d'une pâleur livide, incapable de faire un mouvement, en proie à une suffocation permanente, accompagnée de syncopes, il ne pouvait plus rester dans son lit et passait ses nuits dans un fauteuil.

Il éliminait de 300 à 400 grammes seulement d'urine par jour, son coefficient urique était de 90 centigrammes, la dose d'urée était tombée à 3 gr. 40 par litre, l'albumine donnait 3 gr. 50. Le foie était énorme et dépassait de trois travers de doigt les dimensions du diamètre vertical normal.

Ce malade était boulimique, avons-nous dit, et cependant, devant cette faiblesse générale, sa femme le suralimentait encore et lui faisait prendre par jour, en dehors de ses repas déjà copieux, le jus d'un kilo de viande crue et douze œufs, sans compter les vins généreux et les médicaments dits toniques.

J'instituai le régime le plus sévère et, deux ans après, le malade très amélioré pouvait venir me consulter à Paris ; il avait repris la direction de sa maison qu'il avait dû abandonner et, depuis cette époque, sa santé est toujours restée bonne. Il travaille, voyage, tout en observant son régime lacto-végétarien exclusif.

On ne saurait trop le répéter, une bonne règle d'alimentation est le meilleur facteur de la santé et de la longévité, elle retarde les outrages de la vieillesse, ralentit la déchéance intellectuelle et affine même la beauté des formes, dont elle prolonge la conservation.

Un homme qui sait manger voit accroître singulièrement sa résistance aux maladies infectieuses, et, je puis le dire avec une quasi-certitude, 70 p. 100 de nos malades sont des victimes de la table : elle est la principale pourvoyeuse des médecins et elle a fait plus de victimes que les pestes et les guerres. *Plus occidit gula quam gladius*, a dit le bon Horace.

N'est-il point curieux que l'homme, avec son intelligence, apporte moins de mesure dans son alimentation que l'animal, qui n'est cependant guidé que par son seul instinct.

Le procédé alimentaire ne saurait être formulé d'une façon fixe et uniforme, ce n'est point une entité : il ne peut avoir un type unique pour tous, mais il doit être en rapport avec les fonctions d'assimilation plus ou moins parfaites chez chaque individu, avec la dépense physique, le genre de vie, l'âge, les climats, les saisons, les maladies et les diathèses.

Nous pouvons certifier qu'à notre époque, l'homme *mange deux ou trois fois plus qu'il est nécessaire*, et cependant « on ne vit pas de ce que l'on mange, mais de ce que l'on digère », a dit *Brillat-Savarin*.

Quand il s'agit des enfants, les mamans, par un excès de sollicitude très humain, oublient que la suralimentation constitue pour eux un danger très réel, qu'elle fait apparaître, d'une façon précoce, les tares héréditaires et qu'elle enraye leur développement physique et intellectuel.

Voilà pourquoi les enfants de la classe riche, suralimentés dès leur bas âge avec des viandes, des jus de viande et des œufs, sont presque toujours maigres, haves, jaunes et sans fraîcheur, ont de gros foies, de gros ventres, des bras et des jambes maigres et pas d'activité physique. Alors que les enfants du paysan, moins généreusement nourris, mais continuant l'usage du lait, mangeant beaucoup de pain, de féculents, de légumes et de fruits, sont toujours frais, grassouillets, très actifs et bien développés. C'est que la vigueur procède bien plus de l'entraînement physique que de la table.

Les éleveurs, qui ne sont pas guidés par la sentimentalité, mais uniquement par l'appât du gain, sont bien plus adroits que les mères, nous voyons à la base du régime appliqué à leurs animaux le rationnement et le choix habile de l'aliment, c'est même ainsi qu'ils obtiennent des sélections heureuses.

On est frappé de l'antagonisme qui existe entre la

thérapeutique vétérinaire et la thérapeutique humaine! Pour les médecins vétérinaires, la panacée des affections gastro-intestinales et hépatiques est la mise au vert et le barbotage (eau chaude contenant de la farine d'orge et du son). Quand l'homme est atteint des mêmes affections, au lieu de réduire son régime, il n'a qu'une hantise, faire de la suralimentation, trouver un remède dynamophore ou un stimulant qui lui permette de prendre davantage d'aliments roborants. Que de fois vient-il demander au médecin le miracle impossible, de faire vivre ensemble les excès et la santé!

Qui donc a raison, du vétérinaire ou du médecin de l'homme? Faut-il en conclure que le vétérinaire est notre maître?

N'y a-t-il pas un danger pour l'homme à se *rapprocher du carnassier* par un régime surcarné, puisque, de tous les mammifères, c'est le carnassier qui *vit le moins longtemps*, il dépasse rarement *quinze ans*, alors que le *ruminant atteint trente-cinq ou quarante ans*, s'il n'est pas tué par un travail excessif ou abattu pour les besoins de l'alimentation.

L'homme pourrait certainement, avec un régime carné modéré bien compris, devenir souvent plus qu'*octogénaire*.

On me dira que des gens, bien que sobres et actifs, sont atteints parfois de tares arthritiques, cela est vrai!

mais jusqu'à quel point ont-ils observé le discernement dans le choix de l'aliment? N'ont-ils pas toujours eu une préférence très marquée pour le régime carné et une méfiance ou une répulsion pour les légumes?

Quelles sont donc les données que nous fournissent l'anatomie et la physiologie de l'homme pour établir son programme alimentaire? Ce sont :

1° La forme des dents;

2° Le rôle des glandes salivaires;

3° La longueur de l'intestin.

Les dents. — Nous avons trente-deux dents et sur ces trente-deux *quatre seulement, les canines*; sont plus spécialement destinées à déchirer les viandes, ce qui leur a valu leur nom et encore sont-elles très réduites dans leurs dimensions. Parmi les autres, les *molaires* sont les plus nombreuses, car elles sont au nombre de *vingt*, elles servent à broyer les féculents, les herbes et les fruits. Les *huit* autres, appelées *incisives*, sont destinées à saisir, à diviser et à ronger les aliments.

Cette proportionnalité nous indique d'une façon formelle la prépondérance nécessaire des aliments végétaux : pain, graines, racines, pulpes, puisque les dents destinées à dilacérer les viandes sont encore réduites par rapport aux mêmes dents des carnivores. La forme des molaires elles-mêmes accentue cette destination.

Chez les carnassiers, les molaires sont pointues et tranchantes, ce sont des tenailles acérées destinées à fragmenter les os, elles sont incapables de broyer les féculents, aussi le chien a-t-il la plus grande difficulté à mastiquer une croûte de pain frais. Nos molaires se rapprochent de celles des herbivores, elles sont plates et larges et destinées à meuler les aliments du règne végétal.

Or, la viande n'a pas besoin d'être soigneusement mastiquée et quand l'industrie, qui ne perd jamais ses droits, fait dans ce but « des masticateurs artificiels », elle profite d'une erreur, car la viande qui se digère dans l'estomac sous l'influence unique du suc gastrique, n'a pas besoin d'être très divisée, les carnassiers, dont les molaires ne peuvent broyer, l'avalent sans la mâcher et la peptonisent quand même fort bien.

Glandes salivaires. — Nous avons des glandes salivaires nombreuses qui sécrètent très abondamment, car on estime à près de 1 500 grammes en moyenne la quantité de salive produite en vingt-quatre heures. Ces glandes contiennent un ferment spécial, *la ptyaline ou diastase salivaire*, ferment essentiel de la digestion du pain, de toutes les fécules contenues dans les légumes, de celle des herbes et des fruits.

Ceci crée pour la digestion de ces aliments la nécessité impérieuse de les mastiquer longuement et avec soin, pour bien les imprégner de la salive et de son ferment, autrement, l'estomac qui n'est point chargé de cette besogne, se fatigue et des dyspepsies s'ensuivent. C'est la raison pour laquelle les bovidés ruminent, c'est-à-dire utilisent une deuxième fois la salive et sa diastase, pour digérer leur copieux stock d'aliments végétaux.

L'importance des glandes salivaires et la forme des dents sont donc les deux premières raisons essentielles qui impartissent à l'homme l'obligation de manger des graines, des légumes, des salades, des fruits et de les bien mastiquer, parce que la digestion de ces produits commence dans la bouche, *primo in ore*, pour se compléter sous l'action du suc pancréatique à leur sortie de l'estomac, et voilà pourquoi les carnivores, qui n'ont que des glandes à mucus ou des rudiments de glandes salivaires, ne mangent pas de légumes, qu'ils ne sauraient digérer faute de ptyaline ou de diastase salivaire.

Longueur de l'intestin suivant la destination alimentaire. — La troisième et décisive raison de l'obligation absolue d'un *régime alimentaire mixte ou omnivore* apparaît dans la *longueur de l'intestin*, que la nature a proportionnée aussi bien chez l'homme que chez les autres mammifères aux fins de leur régime.

Pour limiter les intoxications, l'intestin des carnassiers est très bref, il n'atteint que *trois fois et demi* la longueur de leur corps. Il est très long, au contraire, chez les herbivores dont les aliments sont peu toxiques, il dépasse de *vingt-sept à vingt-huit fois* la longueur du corps. Chez l'homme, la longueur est intermédiaire et il mesure de 7 *à* 8 *mètres* suivant la taille de l'individu; ceci est la justification de la nécessité du régime mixte prévu par la nature.

La raison capitale de ces différences de longueur est la nécessité de l'évacuation rapide des résidus alimentaires dangereux par leur fermentation, ceux qui résultent de l'alimentation carnée étant les plus nocifs.

Ainsi, pour abuser de la viande comme nous le faisons, il faudrait que notre intestin fût aussi bref que celui du carnassier, comme nous ne pouvons modifier nos organes, c'est notre régime alimentaire que nous devons changer pour le rendre conforme aux lois de la physiologie.

Il est donc bien établi et de la façon la plus formelle, que l'homme étant omnivore, puisque son intestin est relativement long, ne doit manger de la viande qu'avec modération.

Proportion des aliments carnés ou azotés. — Précisons quelle est la proportion de la viande qui peut être absorbée chaque jour par un adulte. On peut estimer, avec le professeur *Maurel*, avec *Alquier* et avec *Pascault* que l'homme ne doit manger *qu'un gramme de viande cuite par kilo*, du poids du corps, lorsqu'il s'agit d'un sédentaire; mais cette proportion peut être poussée à 1 *gr.* 50 *par kilo* quand il s'agit d'un homme actif, travaillant musculairement, dans aucun cas, on ne doit dépasser cette dose. Un adulte moyen, bien portant, trouve dans cette proportion la quantité maxima d'éléments azotés et de calories qui lui sont nécessaires : (soit 1 gr. 25 à 1 gr. 35 d'azotés et 35 à 38 calories par kilo du poids du sujet).

Nous avons dit que la viande est un aliment qui excite et qui stimule, mais que ses qualités nutritives sont bien inférieures à celles des féculents, qu'elle constipe et que, par son excès, elle intoxique, tandis que les légumes sont les laxatifs, les diurétiques, les antitoxiques et les alcalinisants donnés par la nature.

Les matières azotées nécessaires à l'homme peuvent être demandées au règne végétal : au pain, aux pâtes alimentaires, aux légumes féculents secs ou frais et même si nous voulons nous développer, être robustes et fournir du travail musculaire, il nous faut manger beaucoup de féculents, de graisses, d'huile et de sucre, car ce sont les véritables aliments du travailleur, qu'il ne saurait même trouver dans l'usage excessif des viandes.

L'albumine végétale que renferment les légumes est bien moins toxique que celle qui provient des viandes. Augmenter dans notre régime la proportion des légumes, c'est donc vivre d'une façon plus hygiénique en même temps que plus économique et c'est le meilleur moyen de préparer notre longévité.

Nous devons encore manger chaque jour des légumes herbacés, de la salade et des fruits, en considération des éléments minéraux qu'ils contiennent, éléments indispensables au bon fonctionnement de notre organisme. Ces végétaux sont en plus les diurétiques favo-vorisant la bonne fonction du rein. L'illustre *Sydenham* voulait que l'on traitât la goutte par la cure de fraises.

Acides végétaux. — Les acides végétaux, contrairement à l'opinion très généralement admise, sont les condiments de la digestion, leur transformation dans l'organisme favorise l'alcalinité nécessaire du sang et détruit en partie les toxines de putréfaction des matières albuminoïdes d'origine carnée, enfin, les légumes renferment une partie de l'eau indispensable au bon fonctionnement de nos organes et au lavage du sang, leur cellulose fait masse et augmente le bol intestinal et en favorise l'évacuation.

Les fruits et les cures de fruits sont particulièrement recommandés aux arthritiques et, par suite, aux asthmatiques; on a pratiqué ces cures avec le citron, le raisin, les prunes, le melon et les fraises, à la manière des Anglais avant le petit déjeuner du matin.

L'illustre *Linné* faisait la cure de raisins pour guérir sa goutte et le centenaire *Fontenelle*, son contemporain, partisan des idées de *Sydenham*, recherchait les secrets de la longévité, qu'il a du reste trouvés, dans la consommation copieuse et quotidienne des fraises[1].

L'avantage de la *cure de fraises* n'est point dû à la faible quantité d'acide salicylique qu'elles contiennent, mais à la haute proportion des substances sodiques alcalines qu'elles renferment.

Linossier, d'après les chiffres établis par *Moleschott*, déclare que « un kilogramme de fraises a la même puissance d'alcalinisation que neuf grammes de bicarbonate de soude ». Cette propriété alcalinisante est la véritable raison de l'action bienfaisante des fraises sur les manifestations de l'arthritisme et aussi sur les altérations du foie, comme l'a indiqué *Gubler*.

1. Citons à titre de curiosité une utilisation peu connue et peu commune des fraises. A l'époque du Directoire et du Consulat, où les femmes se faisaient remarquer par leurs excentricités dans tous les genres, la belle et fameuse *Mme Tallien* prenait très souvent des bains de fraises, pour développer la finesse, le velouté, la fraîcheur et le parfum de sa peau, grâce aux substances gommeuses et alcalines que contiennent ces fruits.

Signalons, enfin, que la pomme de terre est le végétal le plus riche en potassium et que, par suite, sa puissance de dissolution de l'acide urique est considérable, c'est donc un des aliments qui conviennent à l'asthmatique. Le céleri jouit, avec toutes les salades, de propriétés diurétiques, alcalinisantes et antitoxiques.

On relèvera une contradiction plus apparente que réelle, c'est que les fraises donnent de l'urticaire. Cela est vrai, mais seulement parce que le foie est malade, ce n'est donc point une raison de supprimer cet aliment, mais une nécessité d'insister quand même sur son emploi très copieux, qui fera céder les accidents.

Revenons maintenant après cette digression à notre sujet et disons que c'est quand l'homme sort arbitrairement du régime omnivore, que lui a imposé la nature, qu'il prépare, par sursaturation urique et infection cholémique, toutes les manifestations de l'arthritisme, c'est-à-dire : l'asthme, les maladies du cœur, l'artériosclérose, les néphrites, l'albuminurie, le rhumatisme, la goutte, les névralgies, les migraines, l'urémie, la gravelle rénale et hépatique, les maladies du foie, etc., toutes affections constituant la rançon d'un régime trop carné, trop copieux, mal choisi.

La terreur du *microbe* a contribué, elle aussi, tout

autant que la sensualité, à nous faire restreindre la proportion des végétaux, des salades et des fruits dans notre alimentation, comme si le microbe n'avait pas existé de tout temps, il n'a de nouveau que son nom.

N'y a-t-il pas lieu d'être surpris que les gens qui dépensent le moins physiquement soient précisément ceux qui s'alimentent le plus copieusement en mets carnés (viandes, œufs, poissons, crustacés, foie gras, etc.).

Beaucoup de ces sédentaires, grâce à ce régime forcé, deviennent obèses : *l'obésité*, outre qu'elle est inesthétique, est un danger, elle constitue une addition à la gravité des maladies, de plus, c'est un poids mort bien inutile à porter et si j'avais l'esprit critique, je pourrais ajouter que le génie et l'obésité vont rarement ensemble.

Viandes blanches et viandes noires. — Dans le cours de ma carrière, j'ai été frappé de l'unanimité du public à établir une différence, que rien ne justifie du reste, entre la valeur alimentaire *des viandes blanches et des viandes noires*.

Si l'on s'en réfère aux travaux très documentés du *docteur Pascault* sur l'alimentation rationnelle et sur la valeur de chaque aliment estimée en calories, on constate ceci :

Aliments.	Valeur. Calories.	Sels minéraux.
100 gr. de viande de bœuf.......	200	1 gr.
100 gr. de viande de veau........	170	1 gr.
100 gr. de viande de cheval......	110	1 gr.
100 gr. de poulet................	200	1 gr. 7
100 gr. de porc..................	360 à 400	0 gr. 7
100 gr. de poisson de mer........	120	1 gr. 2
100 gr. de sardines à l'huile......	250	6 gr.
100 gr. de thon..................	250	6 gr.
2 œufs..........................	150	0 gr. 9

Or, pour le public, la viande de cheval est le prototype de l'aliment roborant, grosse erreur !

Le porc, qui est blanc au point de pouvoir être confondu parfois avec le veau, est, au contraire, la viande la plus riche en calories, car elle en fournit tout près du double de celle du bœuf ou du poulet.

Le poulet, auquel on accorde si peu de vertu alimentaire, est aussi riche en calories que la viande du bœuf et bien plus que celle du cheval ou du veau.

La couleur de la viande est donc sans rapport avec sa richesse en calories et, par suite, avec sa valeur alimentaire ; elle résulte surtout du procédé d'alimentation auquel est soumis l'animal ; c'est une simple question de chimie biologique, de chlorophyllie.

Les couleurs les plus variées s'observent sur les téguments du même animal suivant la nature de l'aliment employé à le nourrir. Il n'est pas de cuisinière expérimentée qui ne reconnaisse facilement comment a été nourri le poulet qu'elle achète; il est : *blanc laiteux* quand il a été alimenté avec de l'orge et du laitage, *rouge* avec de l'avoine, *jaune* avec du maïs, *gris-noirâtre* avec du sarrazin. Le veau lui-même reste blanc tant que son alimentation consiste exclusivement en laitage et en farine lactée, mais il devient rouge aussitôt que son régime comporte des aliments plus roborants, des céréales et des herbes; c'est une particularité que connaissent bien tous les bouchers.

La viande n'est pour l'enfant qu'un aliment stimulant, tandis que ses aliments normaux de croissance sont : le laitage, le pain, les féculents, les légumes et les fruits, jusqu'à l'apparition de la poussée dentaire secondaire.

Voyons ce qui se passe dans le règne animal, nous y trouverons des indications très nettes sur la *croissance* : les animaux les plus hauts, les plus charnus, les plus développés, tels que le bœuf, l'éléphant, le chameau, le cheval, sont essentiellement herbivores ou féculivores et, cependant, ils jouissent d'un privilège considérable de *puissance de travail et d'une longévité* très grande chez quelques-uns.

Les carnassiers : le lion, le tigre, le chien, le chat de taille bien inférieure, relativement petits, sont, au contraire, peu doués pour un effort prolongé et leur existence *ne dépasse guère quinze années.*

Avant de clore ce chapitre, je crois nécessaire de dire un mot des *soupes ou potages*, proscrits aujourd'hui par les arbitres mondains de la table, arbitres si dangereux par leur sensualité, qu'ils veulent communiquer aux autres. Ces préparations culinaires sont, au contraire, des meilleures, elles sont utiles à toutes les époques de la vie, mais elles sont parfaites pour les enfants comme agents de minéralisation; elles conviennent surtout aux vieillards mieux que tous les autres aliments, en vertu de leur haute digestibilité; les soupes sont particulièrement indispensables aux travailleurs à cause de l'eau et des graisses qu'elles contiennent; les seules qu'il faut proscrire du régime de l'asthmatique sont : le potage gras, les soupes au lard, la garbure, la bisque d'écrevisses, etc.

Résumé. — 1° Le carnassier digère exclusivement avec le suc gastrique, il a un intestin très court;

2° L'herbivore digère avec la salive contenant la ptyaline ou diastase salivaire, puis avec le suc pancréatique et rumine, il a un intestin particulièrement long;

3° L'homme omnivore dispose de trois ferments

digestifs : il digère avec la salive et le suc pancréatique les végétaux et avec le suc gastrique les aliments carnés. Il a un intestin intermédiaire entre celui du carnassier et de l'herbivore, qui est donc beaucoup trop long pour lui permettre un régime carné exclusif.

En conclusion, posons donc le principe général qui va présider à l'alimentation des asthmatiques ; leur régime sera principalement lacto-végétarien, presque déchloruré, c'est la base essentielle de leur traitement et quand les aliments carnés seront autorisés par les médecins, ils ne sauraient l'être qu'en proportion très réduite.

Je répète que le régime principalement lacto-végétarien, presque déchloruré, très peu carné, est la base de leur traitement habituel, mais que dans les périodes de crises ou de mauvaise santé, il faut même supprimer complètement la viande et les œufs.

Aliments d'usage. — 1° Les potages maigres, au lait, aux légumes, et surtout ceux à l'orge ainsi que le café au lait sont très recommandés;

2° Tous les légumes, sans exception, secs ou frais, en insistant tout particulièrement sur les salades, sont permis. Il est préférable de manger la salade crue, la cuisson lui faisant perdre en partie ses propriétés diurétiques et alcalinisantes.

L'usage du vinaigre pour la préparation des salades n'est point interdit, quand il est naturel et employé à dose modérée. On peut au besoin le remplacer par du jus de citron;

3° Tous les fruits crus ou cuits sont permis, mais donner la préférence aux fruits crus, les confitures et les compotes peuvent être utilisées, pendant l'été, faire une cure de fruits et en particulier celle de raisins ou de fraises, riches en sels alcalins;

4° Le laitage sous toutes ses formes, de préférence sucré, pour éviter la trop grande quantité de sel culinaire, toujours dangereuse pour la fonction du rein. Le sucre est permis.

5° La ration normale de pain pour un adulte doit varier de 350 à 500 grammes par jour, au maximum, quand il s'agit d'un sédentaire ou d'un intellectuel peu ou moyennement actif; mais elle peut sans crainte dépasser cette quantité quand il s'agit d'un travailleur musculaire.

Aliments d'exception. — Potages gras, bouillon gras, crustacés, poissons de mer, œufs, viande, gibier, entremets et pâtisserie contenant des œufs, cacao et chocolat; nous avons déjà dit, après le professeur de chimie *Armand Gautier*, que ce dernier aliment était celui qui fournissait le plus d'acide urique dans l'économie.

Ces aliments ne peuvent être absorbés qu'autant que le médecin l'aura permis et indiqué dans quelle mesure ils peuvent être pris.

Dans la période des crises, ils doivent être rigoureusement interdits.

Aliments interdits. — Le vin pur, l'alcool sous toutes ses formes, les apéritifs, la bière et, remarque très importante, les vins ou élixir médicamenteux dit toniques à base de viande ou de phosphate de chaux.

La viande, quand elle sera permise, sera très cuite et sa quantité estimée en poids par le médecin.

Il faut insister sur la nécessité de l'absorption des féculents : haricots, lentilles, pois cassés, riz, pommes de terre, pâtes, sans crainte d'apparition des purines que peut engendrer leur usage, car on en a déplorablement exagéré la toxicité.

Il faut bien que le malade, dont l'alimentation carnée est supprimée ou très réduite, trouve dans l'albumine végétale une compensation indispensable à l'entretien de son organisme.

A chaque repas, l'asthmatique devra manger une salade et des fruits crus de préférence, ces aliments étant des diurétiques puissants, des laxatifs, des antitoxiques et des minéralisateurs. Quant au pain, il faudra l'employer, mais avec mesure et en quantité bien égale chaque jour.

Boissons. — L'asthmatique, sous aucun prétexte, ne doit prendre de vin pur et, si on le lui permet, il le coupera fortement avec une eau non calcaire, telle que l'eau d'Évian ou de pluie stérilisée. Toutefois, pendant la période des crises, le vin doit être absolument supprimé.

« Ne buvez pas en mangeant, buvez très peu ! » nous disent certains augures atteints de cécité mentale, car, il faut bien le dire, il existe une mode pour les régimes, tout comme pour la toilette féminine et elle est parfois aussi ridicule et aussi dangereuse que celle des robes entravées, des jupes trop courtes, ou des bas transparents par les temps de neige.

Nous disons tout au contraire : buvez en quantité raisonnable, afin de laver les organes, de favoriser les échanges et l'assimilation, de faire le lavage du sang et d'aider à l'élimination des produits minéraux solubles qui doivent être rejetés au dehors avec l'urine, sous l'action des reins.

L'eau est indispensable à la vie, elle constitue la partie liquide du sang, et de plus, dit *Lebon*, elle dissocie les minéraux, les divise en particules infimes et impondérables, elle augmente ainsi leur puissance désorganisatrice de l'albumine, puis elle favorise l'élimination des toxines et des déchets organiques.

Asthmatiques! *évitez de boire des eaux calcaires*; j'ai, en effet, remarqué que le régime des eaux avait une grande influence sur le développement de l'asthme. Bien plus nombreux sont les asthmatiques dans les régions à sol calcaire que dans celles à sol siliceux ou volcanique. Cela tient évidemment à la plus grande quantité de matériaux calcaires introduits dans l'organisme par l'eau de boisson, ou par celle qui est destinée à la préparation des aliments et au danger de leur combinaison très stable avec l'acide urique.

Ne buvez pas trop froid, évitez les boissons glacées qui parésient l'estomac, l'empêchent de se vider, le dilatent et constipent, alors que les boissons chaudes le tonifient, réveillent sa contractilité, favorisent la digestion et entretiennent la liberté du ventre.

Il est inutile de signaler les dangers de l'abus des boissons alcooliques, cela a été dit tant de fois qu'il serait fastidieux de le répéter (usez, n'abusez pas). *Bertillon*, dans ses statistiques, a établi que ce sont les professions touchant au commerce des boissons alcooliques et à l'alimentation qui fournissent le contingent le plus élevé de malades et surtout de morts anticipées. Le vin est plutôt un excitant qu'un aliment proprement dit.

De ce très long chapitre, on me permettra de tirer une conclusion générale qui me semble légitime, c'est qu'en ce qui concerne toutes les modalités si nombreuses et si variées de l'arthritisme dont l'asthme n'est qu'un épiphénomène, la thérapeutique pourrait être singulièrement simplifiée ou unifiée, en lui donnant comme base la constatation évidente de la communauté d'origine qui réside toujours dans l'excès d'acide urique et dans les troubles cholémiques.

Nous devons tendre aujourd'hui, aidés et contrôlés dans nos diagnostics par les analyses de chimie urologique, à nous débarrasser de cette polypharmacie dont nous a empoisonnés l'Allemagne. Nous devons faire pénétrer dans l'esprit de nos malades que dans cette diathèse le régime alimentaire bien compris a une supériorité incontestée sur la thérapeutique pharmaceutique.

Ce régime presque exclusivement lacto-végétarien, très peu carné, paraît pénible dans ses débuts pour tous ceux dont l'alimentation était trop roborante, leur estomac éprouve une sensation d'étonnement, de vide, de froid, leur donnant l'impression qu'ils ne sont pas nourris et qu'ils vont perdre leurs forces. Impression d'ailleurs trompeuse et passagère résultant du changement de nourriture ; en faisant ce sacrifice à sa sensualité, le malade est tout au contraire alimenté plus rationnellement, il assimile d'une façon plus parfaite et ne tardera même pas à s'en apercevoir.

Cette sensation pénible n'est que transitoire, l'accoutumance au nouveau régime *exige à peine vingt jours*, passé ce temps, le malade sent ses forces revenir de jour en jour, il est étonné de pouvoir marcher avec facilité, de monter des escaliers et des rampes sans suffocation, il peut même reprendre le travail auquel il avait dû renoncer et soulever des objets lourds. Sa dyspnée d'effort disparaît, sa dépression morale s'efface, le travail intellectuel lui redevient facile, enfin il retrouve une sensation de vigueur qu'il ne connaissait plus. Tous les asthmatiques non traités par le régime alimentaire ont une *faiblesse musculaire très grande, ils se couchent las et se lèvent fatigués.*

Je ne me dissimule pas combien il est difficile de faire suivre à un malade pendant des mois et pour les grands asthmatiques, pendant près de deux années, un régime qui les prive des plaisirs de la table et les force à faire un sacrifice à leur sensualité. Il faut même de la part du médecin une grande conviction pour faire pénétrer dans l'esprit de ces malades la nécesssité de ce régime lacto-végétarien long et continu, pour corriger la diathèse, rétablir l'équilibre des coefficients urologiques et supprimer les intoxications.

Le traitement doit être poursuivi jusqu'à ce que les

coefficients urologiques soient tombés au-dessous de la normale, car ils ne tarderont pas à se relever et à récupérer leurs anciens taux, d'où la nécessité d'analyses périodiques chez les convalescents pour affirmer l'équilibre de santé, car l'asthme est aujourd'hui sorti des bornes étroites de l'empirisme.

ENTRAINEMENT PHYSIQUE

Nous avons vu que l'origine des intoxications réside surtout dans la nature des aliments ingérés et la disproportion entre la recette et la dépense, mais nous avons vu également que beaucoup de produits toxiques proviennent de la combustion incomplète des substances usées, conséquence de la sédentarité. Ceux-ci proviennent d'abord du genre de vie puis de la sensation de fatigue générale et de dépression physique, caractéristique chez les asthmatiques, et enfin, de l'évolution même du mal, qui leur fait redouter l'effort et les sorties.

Un entraînement physique prudent et judicieux va donc compléter le rôle de l'hygiène alimentaire, par les oxydations plus complètes qu'il va déterminer dans l'organisme et par la stimulation qu'il va produire sur les organes d'élimination : les reins et les glandes sudorales en particulier.

Mais si cet entraînement est nécessaire, il doit être pratiqué dans des conditions très spéciales, suivant la forme de la maladie, l'âge du malade, l'état de son cœur et de ses reins, de ses artères et de ses poumons. On ne peut donc formuler une règle générale d'entraînement physique, on doit, au contraire, l'assouplir à chaque cas particulier.

Toutefois, deux conditions essentielles doivent être réalisées dans la totalité des cas :

1° L'exercice physique doit être prudent et progressif.

2° Il ne doit jamais être pratiqué moins d'une heure après le repas, car, pendant cet intervalle, l'asthmatique a très souvent un petit accès de suffocation. Cette dyspnée est provoquée par la distension de l'estomac du fait des aliments qui y ont été introduits et des gaz qui s'y sont développés. Il en résulte que cet organe distendu refoule par en haut le diaphragme et déplace la pointe du cœur, le malade n'est soulagé qu'autant qu'il a pu rendre quelques gaz qui, par leur évacuation, permettent aux organes de reprendre leurs rapports normaux.

Chez l'asthmatique d'âge moyen, indemne de complications nécessitant des précautions spéciales, on devra, au début, prescrire une séance quotidienne de marche lente, en terrain plat, de un kilomètre, en augmentant chaque jour le parcours de 100 mètres, jusqu'à ce qu'il ait atteint 6 à 8 kilomètres. Le malade se vêtira sans exagération.

Chez les malades sans déchéance physique, il n'y a pas lieu de limiter strictement les distances à parcourir, on peut les laisser chasser, pratiquer les sports doux, tels que la bicyclette à très petite allure. Il faut leur interdire pourtant la marche trop rapide, la course et les sports violents, enfin les engager à éviter le refroidissement.

Pour les enfants, l'entraînement physique au moyen de la marche, de la bicyclette en terrain plat et à petite allure est indispensable, il sera le même que celui des enfants bien portants, à l'exclusion toutefois des sports qui exigent des efforts trop violents, des ascensions, ou le port d'objets lourds. La gymnastique doit leur être formellement interdite, à l'exception de celle des mouvements.

Chez le vieillard, la marche devra se faire à pas lents, en terrain plat, en évitant les intempéries, le vent, le brouillard, la neige. Toutefois l'entraînement lui permettra petit à petit d'être moins sensible aux variations atmosphériques.

Les asthmatiques atteints de complications quelconques sérieuses, cardio-rénales, par exemple, quel que soit leur âge, ramèneront leur entraînement physique à celui des vieillards.

En un mot, je ne crois pas que, à de très rares exceptions près, l'exercice physique modéré doive être proscrit chez les asthmatiques.

HYGIÈNE CORPORELLE — HYDROTHÉRAPIE

Les soins corporels sont absolument indispensables, car ils ont une grande influence sur le fonctionnement de la peau dont le rôle éliminatoire est fort important. Toutefois, il faut proscrire formellement l'hydrothérapie froide. On pourra permettre les bains chauds, à 37 degrés, pris dans l'appartement, à la condition expresse de faire coucher le malade aussitôt après, pendant deux heures, afin d'obtenir d'abondantes éliminations sudorales. La durée de ces bains ne devra pas excéder vingt minutes.

L'usage des bains de vapeur à température modérée et d'une durée moyenne, peut être permis chez les asthmatiques d'âge moyen, mais ne présentant aucune lésion cardiaque ou rénale appréciable.

Le massage, l'effleurage en particulier, est recommandable, surtout chez les vieillards privés d'entraînement. Il remplacera chez eux avantageusement la marche quand, pour une cause ou pour une autre, ils seront empêchés de sortir.

TRAITEMENT MÉDICAMENTEUX

Maintenant que j'ai établi, dans la première partie de ce chapitre, le rôle capital et essentiel de l'hygiène alimentaire et de l'hygiène physique, sans lesquelles aucun résultat durable ne peut être obtenu, je vais passer en revue les traitements médicamenteux qui doivent aider à atteindre le but proposé.

La thérapeutique médicamenteuse de l'asthme a six indications capitales à remplir :

1° *Restreindre la quantité d'acide urique* et en favoriser la solubilisation par des médicaments alcalins bien appropriés;

2° *Modifier l'infection cholémique*;

3° *Stimuler les éliminations urinaires* par les diurétiques;

4° *Obtenir une meilleure oxydation* des substances usées et toxiques au moyen des iodurés;

5° Combattre par une médication spéciale *les infections secondaires des voies respiratoires* qui occasionnent des catarrhes, non seulement pendant la crise d'asthme, mais encore dans ses intervalles;

6° *Utiliser les médicaments antigoutteux*.

Ma thérapeutique ne comporte, du reste, qu'un très

petit nombre de médicaments, toujours les mêmes, parce que bien choisis, d'une efficacité certaine et exempts de toxicité.

L'emploi raisonné de ces moyens thérapeutiques doit être continué pendant près de *deux ans* pour modifier la diathèse et éviter le retour des accidents, retour inévitable avec leur abandon prématuré.

Je n'ai pas cru, dans cette monographie, devoir m'attarder à reproduire toutes les médications employées à différentes époques, elles sont légion, et, du reste, sont pour la plupart tombées dans un juste oubli.

Mais on me permettra de faire incidemment le procès d'une substance encore très employée, bien qu'elle aille à l'encontre du traitement, je veux parler de la belladone ou de son alcaloïde, l'atropine. Cette substance diminue très sensiblement l'élimination urinaire, c'est même ce qui lui a valu d'être très employée pour combattre l'incontinence d'urine chez les jeunes enfants; elle doit donc être proscrite dans le traitement de l'asthme qui, au contraire, veut qu'on exalte par tous les moyens possibles la fonction rénale.

J'ai pensé qu'il était bon de donner une courte analyse des propriétés des médicaments que j'emploie, pour bien mettre en évidence leurs avantages thérapeutiques s'adaptant aux indications pathologiques de la maladie.

Les quatre médicaments principaux qui composent le fond de ma pharmaceutique, sont :

1° Le benzoate de lithine;

2° L'iodure de potassium;

3° L'huile de Harlem;

4° Le colchique.

Je les emploie depuis plus de trente années, ils m'ont constamment donné des résultats heureux, inespérés, sans avoir jamais causé d'accidents d'intoxication.

Benzoate de lithine

La lithine est une base énergique, elle sature activement les acides et elle fournit avec l'acide urique des combinaisons très solubles. Découverte en 1807 par *Arfwedson*, elle fut introduite en France dans la thérapeutique par *Garrod*. L'urate de lithine, sa combinaison avec l'acide urique, est *le plus soluble des urates connus*; c'est ce qui lui donne un avantage marqué et précieux pour *favoriser l'élimination de l'acide urique*. Il est à remarquer que la capacité de saturation des sels de lithine est considérable. Toutes les eaux minérales auxquelles on a reconnu une certaine efficacité dans le traitement de l'arthritisme, en contiennent.

Le benzoate de lithine est une de ses meilleures combinaisons et une des mieux tolérées. C'est un diurétique puissant, il contribue à l'élimination de l'acide urique dont il neutralise les inconvénients. Ce médicament remplit donc les indications essentielles dans le traitement préventif et curatif de l'asthme, car c'est un modificateur par excellence de la diathèse arthritique; il a l'avantage de n'offrir aucun danger d'intoxication et son usage peut être indéfiniment continué pendant des mois et même des années.

Le salicylate de lithine est un médicament précieux, qui devrait être employé de préférence au salicylate de soude, dans toutes les formes de l'arthritisme, car il s'élimine bien plus facilement que les sels de soude.

Iodure de potassium

L'iodure de potassium est le *médicament de choix* dans le traitement de l'asthme, c'est incontestablement aujourd'hui le plus employé et il donne les meilleurs résultats préventifs et curatifs, son usage doit être prolongé pour modifier la diathèse arthritique.

C'est en Amérique que ce médicament a été tout d'abord utilisé par *Green*, après lui, *Aubrée de Bury* le rapporta en France, plus tard, *Trousseau* l'employa sans grand enthousiasme. *Salter* a, plus que tout autre, contribué à vulgariser son emploi; *Jaccoud* affirme qu'il en usa avec succès, mais c'est *Germain Sée* qui fit le mieux connaître ses avantages, ses indications et qui vulgarisa son emploi, en établit la posologie et put vanter avec raison ses excellents effets dans l'asthme.

« L'iode et les iodures, dit-il, ont une action respiratoire, bulbaire et hyposécrétoires bronchiques. »

L'iodure de potassium est aussi un médicament énergétique qui stimule l'action bulbaire et réveille la contractilité du tissu élastique du poumon; de plus, il modifie profondément la nature muqueuse et adhérente des sécrétions qui obstruent les voies respiratoires, il les fluidifie rapidement et favorise ainsi leur expulsion. Par ce fait, il diminue la dyspnée respiratoire et rend plus facile l'accès de l'air dans l'arbre aérien.

Sous son action, l'activité de la circulation intrapulmonaire, si entravée par la stase veineuse, tend à renaître, l'hématose se rétablit et l'asphyxie carbonique diminue. Ajoutons que son influence sur le foie hypertrophié et congestionné est toujours heureuse.

C'est enfin un modificateur de la diathèse arthritique par suite de son rôle très actif sur les combustions organiques, toujours ralenties dans cette maladie.

Malheureusement, ce médicament est parfois mal toléré, chez certains malades, les accidents disparaissent par l'accoutumance, chez d'autres, l'intolérance reste absolue, l'iodure irrite douloureusement les glandes salivaires et les muqueuses buccale et pharyngienne; on peut, dans ce cas, neutraliser les accidents ou tourner la difficulté comme je vais l'indiquer.

Si je soupçonne que les accidents d'intolérance sont dus à l'impureté du produit, je donne l'iodure sous forme de dragées, qui, étant enrobées de sucre, ne contiennent, pour les besoins de leur fabrication, que de l'iodure chimiquement pur; l'enrobement évite, en outre, le contact avec la muqueuse bucco-pharyngienne et les glandes salivaires, l'irritation directe est donc évitée. Un autre avantage à considérer, c'est que ces dragées suppriment aussi la saveur métallique si persistante dont se plaignent les malades.

L'iodure de potassium doit être donné à la dose variable de un à deux grammes par jour ; un gramme comme préventif et deux grammes pendant les crises. Son emploi doit être prolongé, car il faut compter sur une période de près de deux années pour obtenir une cure radicale de l'asthme.

L'iodure de potassium jouit tout particulièrement de la propriété de double décomposition dans l'organisme.

Beaucoup de médecins tendent à remplacer l'iodure de potassium par celui de sodium. Pour ma part, j'y vois plutôt un inconvénient qu'un avantage, car les sels de soude ont une action fâcheuse sur les fonctions du rein, dont ils ralentissent l'activité. Enfin l'iodure de potassium est beaucoup plus actif.

Pendant l'été, alors que les malades sont déjà très améliorés, je remplace parfois l'iodure de potassium par une combinaison d'iode peptonisée, mais je fais continuer pendant cette saison le benzoate de lithine et l'huile de Harlem et j'avertis mes malades de reprendre l'iodure de potassium en cas de crise.

Chez les enfants, je ne donne jamais d'iodure de potassium, je me contente de prescrire l'iode peptonisé et le benzoate de lithine et cela suffit, mais j'exige qu'ils soient soumis au régime lacto-végétarien absolu, s'ils ont moins de six ans, au delà, je permets un peu de viande, dans une proportion qui varie avec l'âge et le poids du sujet. Enfin, j'insiste pour qu'ils fassent de l'entraînement musculaire afin de favoriser les oxydations.

Huile de Harlem

Huile pyrogénée retirée du bois du genevrier, congénère de l'huile de cade, médicament excellent, qui jouit de propriétés lithontriptiques puissantes ; c'est le désclérosant par excellence, son action est rapide, heureuse et constante sur le foie, et, en particulier, sur la vésicule biliaire, dont elle favorise le vidage, elle suspend l'infection cholémique, arrête la formation des concrétions calcaires et peut même désagréger les calculs récents. L'huile de Harlem enraye rapidement la congestion du foie et son hypertrophie et permet à la circulation de cet organe de redevenir normale, elle a aussi une action remarquable sur les reins en augmentant l'émission urinaire et en rendant les urines plus limpides et moins sédimenteuses, de plus, elle est laxative, ce qui est à considérer chez les asthmatiques.

Ce médicament que j'emploie depuis plus de trente années, m'a donné des résultats toujours constants et heureux, mais son emploi doit être longtemps prolongé et cela sans inconvénient, car il n'est pas toxique. L'huile de Harlem, à cause des renvois désagréables qu'elle occasionne, doit se donner de préférence en capsules, le soir en se couchant, à la dose de quinze à vingt gouttes, chaque capsule contient cinq gouttes.

Colchique

J'utilise avec avantage la teinture de semences de colchique, ce médicament est extrêmement précieux pour modifier la diathèse arthritique quand on sait l'utiliser à propos et à dose convenable. Il constitue la base de presque toutes les préparations secrètes des empiriques et des tisanes vantées, avec grandiloquence, à la quatrième page des journaux, pour le traitement de la goutte.

Le colchique appelé safran des prés, ou encore tue-chien, parce qu'on le prétend mortel aux chiens, a été accusé, bien à tort, de produire des accidents métastatiques.

Les préparations de colchique ont été vulgarisées, il y a plus d'un siècle, par *Störck*; elles agissent comme diurétique et comme purgatif, elles sont un succédané de la scille, et réveillent l'action excitomotrice de la moelle. D'après *Garrod*, qui en généralisa l'emploi, ce médicament a une action sédative très marquée sur le cœur et les vaisseaux, il affirme que l'on ne saurait mettre en doute son action contre l'arthritisme et qu'il le considère comme son spécifique.

On emploie le colchique à la dose de 1 à 3 grammes par vingt-quatre heures.

Pour rassurer les malades et leur donner confiance, je me suis astreint, depuis plus d'un an, à prendre chaque jour de dix-huit à vingt-cinq gouttes de teinture de semences de colchique et cela sans aucun accident.

Ces quatre médicaments constituent la base de ma thérapeutique pharmaceutique, ils suffiraient à la rigueur, employés conjointement avec le régime diététique; cependant, dans certains cas, je leur adjoins quelques autres substances pour renforcer leur action, lorsqu'il est nécessaire d'agir plus puissamment, au cours de troubles fonctionnels qui viennent se greffer incidemment sur l'asthme.

Opium. — Morphine et injection de morphine

Cullen (1712-1790) avait reconnu que le sédatif par excellence des crises d'asthme est l'opium, et, comme lui, tous les médecins de la génération précédente lui accordaient la plus grande confiance. C'est incontestablement un eupnéïque utile, et notre grand *Molière* nous en a donné magistralement la raison : *quia habet vitus dormitiva.* L'opium peut être associé avec avantage à l'iodure de potassium dont il favorise la tolérance. Depuis une trentaine d'années, beaucoup de médecins ont remplacé l'extrait d'opium par son alcaloïde, la morphine, employée soit en sirop, soit en injections sous-cutanées.

Disons tout de suite que l'injection de morphine n'est point un procédé préventif des crises, elle ne peut être utilisée que comme moyen sédatif des grands accès d'asthme. Ces injections présentent quelques risques d'intolérance individuelle; mais où elles deviennent dangereuses, c'est quand, par leur usage répété, elles préparent la morphinomanie, ou provoquent la syncope cardiaque.

Teinture de lobélie et teinture de datura

Ces deux substances nous viennent d'Amérique, ce sont des narcotiques comme l'opium, ayant une action cardio-vasculaire marquée; elles sont souvent utiles contre la sténose des poumons, elles renforcent l'action de l'opium comme eupnéïque cardiaque. *Trousseau* les recommandait.

APPLICATION DU TRAITEMENT PRÉVENTIF ET CURATIF DE L'ASTHME

1° Je donne le benzoate de lithine à la dose de 1 gramme par jour, en deux cachets, pris chacun au milieu des deux principaux repas.

2° Je fais prendre tous les soirs au malade, au moment où il se couche, en exigeant que ce soit une heure et demie après le repas, une cuillerée à bouche d'un sirop composé contenant une préparation à base d'extrait thébaïque, de digitale, de colchique et d'iodure de potassium.

Je donne dans ce sirop l'iodure de potassium à la dose de 1 gramme à 1 gr. 50 par jour. En cas d'intolérance individuelle, je le remplace par quatre dragées d'iodure de potassium, que le malade absorbe avec une cuillerée du même sirop composé, mais privé d'iodure. Ces dragées, dont l'iodure de potassium est chimiquement pur pour les besoins de leur fabrication, sont enrobées de sucre et, de cette façon, tout contact avec la muqueuse buccale et les glandes salivaires est supprimé ainsi que les accidents qui en dérivent, puis la saveur métallique, si désagréable au malade, ne se produit pas.

En cas d'accès d'asthme, le malade prendra pendant six jours de suite une cuillerée et demie du sirop composé au lieu d'une seule cuillerée, tout en continuant les autres médicaments, et en supprimant complètement la viande pendant ce temps.

3° Tous les soirs également, je fais prendre quatre capsules ou vingt gouttes d'huile de Harlem. On peut les prendre en même temps que le sirop composé.

Dans le sirop composé dont je fais prendre le soir, une cuillerée à soupe, deux heures après le repas, j'ai associé l'iodure de potassium à l'extrait thébaïque au colchique et à la digitale, mais dans des proportions convenables, pour que l'élément ioduré puisse y remplir le rôle prépondérant. Cela m'a paru répondre aux indications thérapeutiques multiples de l'asthme et principalement à son origine arthritique.

Cette préparation concrète jouit de propriétés laxatives et diurétiques puissantes, elle agit activement sur l'excès d'acide urique et les altérations hépatiques.

Elle est un stimulant de la circulation générale et de la nutrition interstitielle.

Elle possède une action bienfaisante sur les actes respiratoires, en fluidifiant les sécrétions bronchiques, dont elle favorise ainsi l'expulsion, diminuant par ce fait la dyspnée emphysémateuse et les troubles asphyxiques.

Elle abaisse la sensibilité réflexe du centre bulbaire régulateur des mouvements respiratoires.

L'action de ce sirop composé est particulièrement eupneïque et, avantage précieux, il provoque un sommeil réparateur, sans entraîner la constipation ni le narcotisme,

Enfin cette préparation d'une énergie active, bien que d'une innocuité parfaite, peut être donnée pendant un temps très prolongé, si l'on veut obtenir, dans l'asthme, des effets curatifs, décisifs, durables et très souvent définitifs.

Médication transitoire

A tous mes malades, au début du traitement, je fais prendre pendant vingt-cinq jours, au réveil, dans le but d'exalter la fonction urinaire, un cachet contenant de la théobromine, de la caféine et du sulfate de spartéine.

Je fais reprendre l'usage de ces cachets quand, pour une cause ou pour une autre, l'élimination urinaire venant à se ralentir devient insuffisante et indique l'imminence d'un accès, ou de troubles urémiques.

Quand les circonstances s'y prêtent, je fais faire une cure de petit lait nitré, à la dose de deux à trois grammes de nitrate de potasse par litre. Ce litre sera absorbé en quatre ou cinq tasses, dans le courant de la journée, suivant les préférences du malade. Je conseille également la cure de fruits.

TRAITEMENT DES BRONCHITES ET DES CATARRHES DE L'ASTHME PAR DES INHALATIONS D'IODOZONE

Nous avons vu qu'il ne fallait pas attribuer aux affections catarrhales et banales des voies respiratoires la cause réelle de l'asthme, mais que ces lésions occasionnaient chez les malades atteints de cette maladie un supplément de gêne pendant et après les accès, qu'elles étaient une cause d'affaiblissement général, par l'abondance des sécrétions, et qu'enfin elles pouvaient provoquer une répétition plus fréquente des crises, par suite des irritations locales. Ces lésions sont la plupart du temps secondaires et souvent résultent de la forme même de l'asthme. Pendant la crise, le malade fait des efforts considérables, respire la bouche grande ouverte, recherche l'air froid, sort dévêtu de son lit, autant de conditions qui favorisent les infections secondaires des voies respiratoires; on s'explique facilement que, grâce à ce mécanisme, peu d'asthmatiques échappent à ces inconvénients.

Il est donc de la plus grande importance d'obtenir, dans la mesure du possible, la désinfection des bronches et la suppression de l'élément catarrhal étranger ou non à la crise d'asthme; si l'on y arrive, le malade peut plus facilement sortir en tout temps et pratiquer l'entraînement physique si indispensable à sa guérison, en un mot, il ne sera plus condamné à rester chambré pendant toute la mauvaise saison.

Pour obtenir cette désinfection, j'ai cherché à porter, au moyen d'*inhalations*, l'agent stérilisant, sous forme *gazeuse*, directement au contact de la muqueuse respiratoire.

En 1892, j'ai lu à la tribune de l'Académie de médecine un mémoire concernant ces *inhalations*[1] et j'ai présenté l'*appareil* que j'avais construit à cet effet et que j'emploie, avec succès.

Voici un résumé succinct de cette communication :

« La thérapeutique, dans les bronchites simples et catarrhales, a mis à contribution toutes les voies d'absorption, sauf la voie respiratoire, bien que celle-ci soit la plus naturelle, la plus directe et la plus facilement accessible; sa surface d'absorption est considé-

1. J'ai présenté mon inhalateur à l'Académie de médecine en 1892 et j'ai lu en séance publique le mémoire l'accompagnant.

roble, puisqu'elle atteint environ 200 mètres carrés. L'épithélium qui la tapisse dans le larynx, la trachée, les bronches, les bronchioles, les canalicules et les alvéoles, favorise, par son extrême délicatesse, l'absorption de toutes les substances gazeuses ou volatiles à laquelle vient encore aider, dans les poumons, la pression légèrement supérieure à celle de l'air ambiant. Les substances gazeuses inhalées sont, grâce à cette disposition, presque instantanément absorbées et entraînées dans la circulation générale, agissant non seulement localement, mais à distance. »

L'illustre *Laënnec*, avec sa haute autorité, pensait que « pour guérir des affections de la muqueuse bronchique, on devait tendre à faire arriver directement les substances médicamenteuses sur les bronches elles-mêmes et que, pour cela, il fallait employer des substances volatiles ».

Ce sont ces considérations qui m'ont fait utiliser, depuis de longues années, les inhalations pour le traitement des bronchites et des bronchorrhées consécutives à l'asthme. Je dois dire qu'étant donnés les résultats obtenus, cette méthode devrait s'imposer, parce qu'elle est active, facile et complètement inoffensive.

Elle présente encore deux autres avantages qui ne sont pas négligeables, l'un de ménager l'estomac, que l'on doit réserver pour les médicaments qui ne peuvent être introduits par une autre voie et l'autre d'utiliser la faculté qu'a la muqueuse respiratoire d'absorber les substances médicamenteuses, sous leur forme exacte, à l'abri des innombrables modifications que subissent dans la voie digestive tous les produits ingérés, modifications qui les dénaturent complètement.

J'utilise dans mon inhalateur les substances suivantes : essence de térébenthine, camphre, menthol, acide benzoïque du benjoin, iodol, bromoforme, iode métalloïde, teinture alcoolique de lobélie.

Ce mélange comportant 130 grammes, introduit dans l'inhalateur, peut durer dix jours ; passé ce temps, il doit être remplacé.

Tous les jours, je fais faire des inhalations d'une durée totale de *quarante minutes*, pratiquées en observant le rythme normal de la respiration, qui est de dix-huit inspirations à la minute.

Pour éviter la fatigue et créer l'accoutumance, je fais faire les inhalations en deux séances de vingt minutes, l'une au réveil et l'autre au moment du coucher. Il suffit d'un intervalle d'une demi-heure avant ou après les repas. Le mélange doit être *employé à froid*, en aucun cas, *il ne doit être chauffé*.

Pendant les premiers jours, des séances de vingt minutes seraient un peu longues et pourraient fatiguer le malade, je conseille de commencer par des séances de dix minutes et d'en augmenter la durée de deux minutes chaque jour, pour chaque séance, jusqu'à ce qu'elles aient atteint vingt minutes.

Au cours de ces inhalations, le mélange dégage de *l'iodozone*, en petite quantité, dont l'absorption peut être facilement constatée par une analyse d'urine.

Voici le procédé employé par *M. Jolly*, pharmacien très distingué, pour la recherche de l'iode dans l'urine.

Si nous jugeons à propos d'intercaler dans notre travail le procédé dont s'est servi *M. Jolly*, pour rechercher l'iode, c'est qu'il nous paraît avoir été mis à la portée de tous les praticiens par sa technique. « Pour obtenir le chlore, réactif essentiel qui met l'iode en liberté, l'auteur fait usage d'une solution concentrée d'hypochlorite de chaux que l'on peut se procurer facilement et qui est d'une bonne conservation et d'acide chlorhydrique. Par l'action de l'acide chlorhydrique sur l'hypochlorite, le chlore de chacun des deux corps est mis en liberté, une partie agit sur le composé ioduré et l'autre forme du chlorure de calcium soluble. Comme empois d'amidon, on peut utiliser le glycérolé d'amidon. »

« Dans un flacon de 125 grammes, on met 100 centimètres cubes d'urine, 2 ou 3 centimètres cubes de solution d'hypochlorite et on délaye un petit grumeau de glycérolé d'amidon, au mélange on ajoute une vingtaine de gouttes d'acide chlorhydrique, on ferme, on agite et on laisse reposer. Quand il y a beaucoup d'iode, la coloration bleue du liquide apparaît immédiatement, s'il n'y en a que des traces, c'est quand l'empois d'amidon est reposé qu'il apparaît avec une teinte bleue. »

« On peut encore constater la présence de l'iode par le moyen suivant : dans le procédé précédent, on remplace l'empois d'amidon par 5 ou 6 centimètres cubes de benzine qui surnage et l'on agite à plusieurs reprises, mais moins énergiquement, afin de ne pas trop émulsionner la benzine, ce qui retarderait sa séparation. L'iode mis en liberté est dissous par la benzine qu'il colore en un violet plus ou moins intense, selon la quantité.

« Quand on met de l'iodoforme dans l'appareil inhalateur, on constate franchement la présence de l'iode dans l'urine au bout de trois ou quatre jours.

« Avec l'iodol, dans les mêmes conditions, on trouve seulement des traces d'iode, cela tient très probablement à une plus grande stabilité du composé iodé. »

INHALATEUR DESTINÉ AU TRAITEMENT DES VOIES RESPIRATOIRES

Voici la description de mon appareil, dit *Inhalo-Saturateur*, destiné au traitement des maladies des voies respiratoires dans l'asthme et ses bronchorrées.

Les appareils employés jusqu'ici se composaient d'un flacon barboteur à deux tubulures, ils présentaient de nombreux inconvénients : la fermeture était

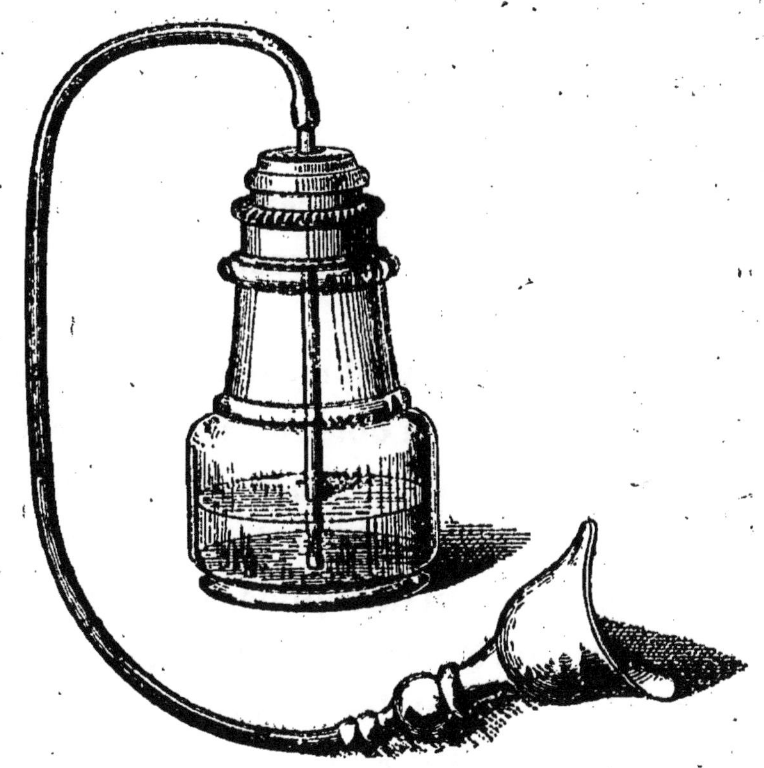

Fig. 1. — *Inhalateur.*

peu étanche, les liquides composés suivant les circonstances d'hydrocarbures légers, d'essences, etc., et d'autres substances volatiles, perdaient de leurs principes par les ouvertures libres des tubulures, qui ne peuvent être bouchés sans crainte d'un excès de pression intérieure.

Si, par mégarde, on soufflait dans le tube d'aspiration, le liquide remontant par le plongeur refluait à l'extérieur; il fallait à chaque aspiration quitter l'embout, ce qui fatiguait le malade; l'effort d'aspiration y étant considérable, il fallait enfin aspirer vigoureusement, de manière à vaincre la résistance de la colonne liquide.

Je me suis attaché à supprimer ces inconvénients, et à empêcher que l'air expiré retournant au flacon vînt adultérer le mélange.

J'ai donc étudié mon appareil en tenant compte de tous ces desiderata, de façon à obtenir : 1° une fermeture étanche et durable, 2° la suppression de l'évaporation des substances gazeuses, 3° celle de la contre-pression intérieure et du refoulement du liquide, 4° la réduction des efforts d'aspiration, 5° l'empêchement à l'air expiré de rentrer dans l'appareil et de troubler le mélange.

C'est dans ce but que j'ai remplacé les deux tubulures du siphon barboteur ordinaire, par une boîte à compartiments, munie de deux cupules en aluminium presque impondérables, faisant office de clapets, ces cupules sont maintenues en place par des barrettes.

Le jeu de ces deux clapets est combiné de telle sorte, que l'un se soulève pendant l'aspiration, l'autre restant fermé; tandis que pendant l'expiration, le second se soulève, le premier retombant sur son siège.

Par ce moyen, il n'existe au repos aucune communication avec l'extérieur, et, pendant le fonctionnement, il ne peut se produire ni surpression ni refoulement.

Pour diminuer les efforts d'aspiration, je fais très peu plonger le tube dans le liquide, de manière à obtenir par le barbotage une saturation suffisante de l'air, tout en réduisant au minimum l'effort d'aspiration. L'air usagé ne peut pas repasser par la chambre de saturation pendant l'expiration.

Pour utiliser l'appareil, il suffit d'y verser en totalité le mélange formulé plus haut, dont la quantité est calculée exactement en vue de son fonctionnement facile. Sous aucun prétexte on ne doit donc augmenter ou diminuer la quantité du liquide formulé.

Lorsque le malade aspire par le tube flexible en caoutchouc, dont la longueur peut varier à son gré, le clapet de refoulement E se tient fermé, celui d'aspiration F se soulève, l'aspiration de l'air saturé du récipient a lieu et produit un vide partiel, sous l'influence duquel la pression atmosphérique refoule l'air ambiant à la partie inférieure de l'appareil, par l'orifice K et le tube L. Cet air arrive par les ouvertures M., se sature en traversant le liquide et reste en réserve dans la capacité N pour une aspiration suivante.

Le dessin ci-après a pour but de rendre ma description plus compréhensible.

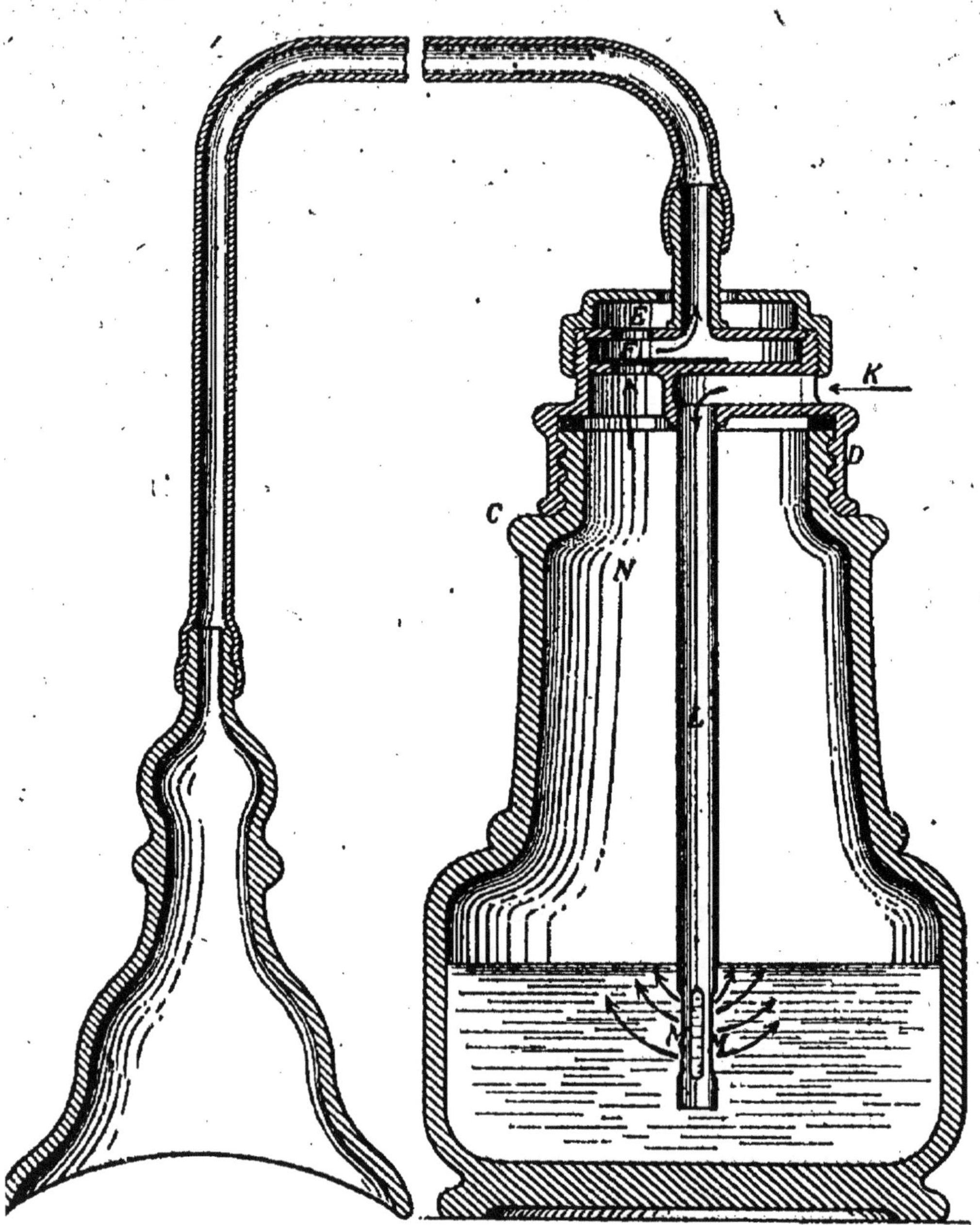

Fig. 2. — *Coupe de l'Inhalateur.*

L'appareil inhalateur est tenu à la main ou placé sur un meuble quelconque, à portée du malade. L'adaptation à la bouche se fait par l'intermédiaire d'une pipette ou d'un buccal.

La légèreté des clapets, la large surface de barbotage et le grand diamètre du tube plongeant font que l'effort respiratoire est à peu près nul.

L'inhalateur se ferme automatiquement dans l'intervalle des séances et, par suite, il n'y a pas de déperdition des substances gazeuses.

Le liquide constitué par des substances aromatiques et balsamiques est, en quelque sorte, une essence parfumée, que les malades aspirent sans répulsion et même généralement avec plaisir, à tel point que ceux qui en ont fait un usage de quelque durée, ne peuvent que difficilement s'en passer, tant ils en retirent de soulagement, de bien-être et d'avantages, dont le plus appréciable est de pouvoir sortir par tous les temps, à la condition expresse de faire, dès en rentrant, une inhalation de cinq minutes pour stériliser leurs bronches.

Fumigations et cigarettes employées empiriquement par les asthmatiques

Presque tous les asthmatiques ont l'habitude d'employer dans leurs crises des fumigations diverses, auxquelles ils s'habituent et dont ils ne peuvent pour ainsi dire plus se passer. Les uns font brûler du papier nitré, les autres fument des cigarettes de datura, la plupart font brûler des poudres dans la composition desquelles entre la belladone, le datura, la lobélie, la jusquiane, la phellandre, le benjoin, le nitrate de potasse, etc. Ces fumigations ont une légère action sédative sur la contracture spasmodique, elles fluidifient les bouchons muqueux et en favorisent l'expulsion. L'usage de ces préparations ne saurait être interdit, car il est sans danger, soulage un peu le malade, l'occupe et le console toujours.

TRAITEMENT HYDRO-MINÉRAL ET CLIMATÉRIQUE

Si l'on admet l'origine arthritique et toxique de l'asthme, due à l'imprégnation de l'organisme par les substances dérivées d'une alimentation mal comprise, il va de soi que la cure hydro-minérale, qui ne s'adresse pas directement à la cause, ne peut être considérée que comme un adjuvant.

Son rôle, utile d'ailleurs, consiste plus spécialement à entraîner, par un lavage puissant, les poisons variés qui se sont accumulés progressivement dans l'économie générale. Il est certes nécessaire que l'élimination de ces substances s'accomplisse, mais il est bien plus désirable que leur production soit supprimée. C'est ici le cas de citer le vieil aphorisme : « Mieux vaut prévenir que guérir. »

La cure thermale ne peut donc être qu'une médication complémentaire, qu'on ne saurait mettre en première ligne des moyens curatifs.

Une des lacunes de cette cure, c'est son intermittence très espacée, qui laisse le malade se réintoxiquer dans ses longs intervalles. Or, s'il est une maladie dont le traitement, sous toutes ses formes, doit être absolument continu, c'est bien celui de l'asthme.

J'insiste, très particulièrement, sur la nécessité absolue pour l'asthmatique, d'observer rigoureusement son régime alimentaire pendant toute la durée de la cure thermale, et je le mets en garde contre l'entraînement de la table qui résulte du milieu des villes d'eaux.

Y a-t-il des climats ou des milieux favorables aux asthmatiques? Etant donné l'origine essentiellement arthritique de cette affection, je pense qu'elle peut se traiter partout, je ne nie pas toutefois, que les climats chauds, tempérés, ou de demi-altitude ne soient plus favorables que les climats froids et humides, par cette raison qu'ils permettent l'entraînement physique régulier et ses bons effets sur les oxydations.

Le climat marin sera toujours à éviter comme séjour prolongé, à cause de l'absorption inévitable par la peau et la respiration du chlorure de sodium, le sel étant un véritable ennemi de la fonction rénale.

Quant aux asthmatiques atteints de cardiopathies organiques et en particulier les cardio-rénaux, ils ne supportent pas les climats d'altitude et la cure thermale ne peut leur être profitable.

CHAPITRE VII

RÉSUMÉ ANALYTIQUE ET CONCLUSIONS

J'ai écrit cet ouvrage à la fin de ma carrière, pendant la plus terrible des guerres, au milieu d'un hiver particulièrement rigoureux, accompagné d'une disette alimentaire mondiale, qui nous oblige à subir un rationnement indispensable aux besoins de la Défense Nationale. Je m'en autorise pour faire une courte incursion dans le domaine de l'actualité, en disant qu'il n'y a point lieu, au point de vue de la santé, de s'alarmer des restrictions alimentaires qui nous sont imposées, et que notre patriotisme accepte sans réserve.

Ce rationnement carné n'est point une nouveauté, car les religions en avaient imposé l'obligation à leurs fidèles, obligation dont ils se sont souvent départis, avec le temps et bien à tort, à mon avis.

La religion catholique avait institué deux jours maigres par semaine, le vendredi et le samedi, et trois jours par semaine pendant le carême, puis enfin le jeûne obligatoire. Ce régime, particulièrement hygiénique, était encore rigoureusement observé dans les temps lointains de mon enfance ; peu à peu, pour plaire aux grands et pour leur permettre de satisfaire leur sensualité, on a décidé de supprimer un jour maigre, le samedi, puis on a consenti à laisser considérer les œufs, le poisson et le gibier d'eau comme des aliments non carnés. Or, le gibier d'eau est, avec le porc, l'aliment carné le plus riche en calories, deux œufs équivalent à 60 grammes de viande et le poisson de mer est aussi riche en azotés que la viande.

Mahomet avait frappé d'interdiction la viande de porc et toutes les boissons alcooliques, y compris le vin ; ces préceptes si sages du Coran répondaient aux nécessités d'un climat très chaud. On compterait aujourd'hui les musulmans qui observent ces lois hygiéniques.

Enfin, les Israélites, comme les Musulmans et pour la même cause, étaient astreints aux mêmes restrictions alimentaires, qu'ils ont aussi laissées tomber en désuétude.

Pourquoi ce délaissement de si sages mesures? parce que catholiques, musulmans et israélites sont persuadés que la vigueur physique procède exclusivement de la table, alors que, tout au contraire, elle dépend surtout de l'entraînement physique et de la tempérance.

Les matières azotées contenues dans la viande peuvent être remplacées et même avec avantage, par celles fournies par les féculents : le pain, les pâtes et aussi par les légumes herbacés et les fruits. On trouvera, en effet, tout autant d'éléments azotés dans 250 grammes de pain et dans 75 grammes d'un légume (haricots, lentilles, pois cassés, fèves) que dans 100 grammes de viande.

Les aliments d'origine végétale, tout en fournissant autant de matériaux azotés que les viandes, ont, en outre, l'avantage particulier de développer une plus grande quantité de calories, ce sont même les véritables aliments de travail et de force, tandis que la viande excite et stimule, mais nourrit bien moins et peut intoxiquer par son excès et sa qualité.

Un autre avantage, qui n'est pas à dédaigner, dans les temps difficiles où nous vivons, c'est que le prix de revient des légumes est de quatre à six fois meilleur marché que celui des viandes.

Cette sage mesure de restriction des aliments carnés répond aux desiderata de l'hygiène; tous les savants sont, en effet, d'accord sur le principe d'une réforme comportant cette réduction dans notre régime alimentaire.

La raison de santé se double donc de la raison économique et cela au grand profit de cette légion d'arthritiques victimes de leur table mal réglée et trop chargée.

Si l'on en croit *Brillat-Savarin*, « la destinée des nations dépend de la manière dont elles se nourrissent », pensée aussi philosophique que profonde. Or, d'autre part, le professeur *Armand Gautier* la complète en affirmant dans ses cours que « l'abus des viandes nous rend plus agressifs, plus volontaires, plus difficiles ».

Voyez l'Allemand, son exemple est typique, ce boulimique insatiable est grand mangeur de porc, l'aliment carné le plus riche en calories, il avale entre ses repas nombre de saucisses, tout comme une femme croque un bonbon ou une pastille de chocolat ; or, cette suralimentation carnée a un retentissement énorme sur sa mentalité : elle le rend querelleur, cruel, sadique et aussi bestialement prolifique. Il est chicanier, d'une mauvaise foi si notoire qu'elle a été stigmatisée par le dicton bien connu : *Chercher une querelle d'Allemand.*

De leurs aberrations alimentaires, de l'abus qu'ils font des viandes et de la bière glacée, résultent chez eux de curieuses déformations organiques ; c'est ainsi qu'on observe la voussure prononcée de leur poitrine déterminée par la dilatation constante de leur estomac, puis la distension exagérée de leur intestin qui l'a fait comparer à celui des *bovidés*. Pour les mêmes raisons, leurs secrétions sont très abondantes, mal odorantes et d'une fétidité si particulière, qu'elle leur a valu le nom d'*odeur des Allemands*.

J'ai fait précéder cet ouvrage d'un court résumé historique des découvertes successives, à travers les âges, concernant l'asthme, historique qui n'existait pas.

En entrant dans le sujet, j'ai tenu à repousser l'opinion généralement admise que l'asthme était *une névrose essentielle.* Je suis persuadé, et je crois l'avoir démontré, que, tout au contraire, c'est une des modalités les plus nettes de l'arthritisme. Sa cause est *spécifique* et les facteurs primordiaux en sont : *la sursaturation urique accompagnée des altérations hépatiques et de l'infection cholémique.*

C'est la toxinfection qui est le déterminisme exclusif de l'asthme; c'est elle seule qui met en jeu le réflexe bulbaire qui va déclencher la crise de cette affection si complexe et si singulière.

J'ai abordé la question de *l'analogie de l'asthme et de la goutte*, question qui m'a conduit à affirmer, après bien d'autres, l'origine nettement arthritique de cette sténose.

J'ai décrit *l'angine de poitrine*, puis *l'urémie* comme des affections très voisines si ce n'est associées de l'asthme et signalé leurs rapports étroits avec lui.

J'ai établi le diagnostic différentiel de *l'asthme des foins* et de l'asthme vrai.

J'ai développé très longuement une question encore particulièrement controversée à notre époque : *l'anta-*

gonisme de l'asthme et de la tuberculose et je crois pouvoir affirmer que cet antagonisme est très réel.

Je me suis attaché dans l'étude de cette maladie à faire disparaître les contradictions évidentes, les hypothèses gratuites et surtout à hiérarchiser la valeur des lésions primitives et secondaires, organiques et fonctionnelles, infectieuses ou mécaniques et à en préciser les rapports réciproques et les effets. C'est ainsi que j'ai fait remarquer que *l'asthme et l'emphysème* sont deux phénomènes jumeaux inséparables. Je me suis étendu longuement sur le mécanisme de l'emphysème et ses effets *asphyxiques*.

J'ai donné un développement étendu au *régime alimentaire* parce que je le considère comme la base essentielle du traitement de l'asthme.

En thérapeutique pharmaceutique, je me suis borné à recommander des médicaments jouissant de *propriétés antiarthritiques*.

Enfin, pour faire disparaître les bronchites catarrhales secondaires à l'asthme, j'ai préconisé des *inhalations d'iodozone*, et j'ai recommandé, comme une nécessité, *l'entraînement physique modéré*.

J'ai cru devoir aborder la question du *développement croissant de l'asthme*, à notre époque, dans toutes les classes de la société; je crois avoir trouvé la solution de cet intéressant problème dans le rationnement et le discernement, dans le choix de l'aliment, étant donné que l'arthritisme est la cause primordiale de cette sténose.

J'ai insisté sur la *nécessité d'analyses urologiques et bactériologiques* fréquentes pour la précision du diagnostic et la bonne direction à donner à la thérapeutique.

Il n'est pas sans intérêt de savoir comment va s'opérer maintenant le retour à la santé, dans cette maladie qui intéresse tant d'organes et de connaître les phases successives et décroissantes qui vont préluder à l'amélioration ou à la guérison de l'asthme.

Grâce au régime lacto-végétarien, presque déchloruré, très peu carné, accompagné d'un rationnement nécessaire et completé par un traitement antiarthritique, l'asthmatique ne tardera pas à constater que ses crises deviennent de plus en plus espacées et moins intenses, mais à la condition toutefois que le régime soit longuement et exactement continué.

Si le sujet est jeune, ou s'il est asthmatique de date récente, sans tares organiques, cette progression décroissante du nombre et de la gravité des crises se poursuivra et elles arriveront à se supprimer définitivement.

Le chronique dont les altérations organiques sont

manifestes, éprouvera un soulagement marqué de sa dyspnée habituelle. Les crises seront de plus en plus espacées, de moins en moins prolongées et de moins en moins pénibles. Avec la continuité du traitement et du régime alimentaire, le malade constatera même que la physionomie de sa maladie a complètement changé. Dès lors son existence deviendra très supportable, il pourra reprendre ses occupations et une survie considérable lui sera dévolue.

Tout d'abord l'asthmatique retrouvera le sommeil dont la privation lui était si pénible, il pourra dormir dans son lit, sans être obligé de s'asseoir sur son séant à chaque accès de suffocation.

Le coefficient d'acide urique, toujours exagéré, retombera à la normale, l'hyperacidité diminuera, en même temps que l'alcalinité du sang reviendra à ses proportions naturelles, par le fait de la solubilité plus grande de l'acide urique et de son élimination plus abondante par les reins, dont la fonction polyurique est exaltée.

Enfin, l'urine ne contiendra plus de sédiments uratiques. Très rapidement le foie reprendra ses dimensions normales et l'infection cholémique se supprimera.

Les sécrétions bronchiques très épaisses et très adhérentes dans les crises, seront rapidement fluidifiées et, par suite, plus facilement expulsées. Puis avec la continuité du traitement et du régime, elles ne tarderont pas à devenir de moins en moins abondantes et, avec l'action des inhalations, elles se supprimeront complètement. Avantage précieux qui permettra au malade de sortir chaque jour, et de faire un peu d'entraînement au lieu de s'étioler en restant chambré.

La sténose devenant rare et diminuant d'intensité, l'emphysème, qui en est l'effet immédiat et constant, sera très amoindri, sa durée moins prolongée et enfin la ventilation pulmonaire se rétablissant, les phénomènes d'asphyxie disparaîtront.

Les conséquences de l'élimination abondante d'urine se traduiront par une diminution marquée de la pression intracardiaque, de l'hypertension artérielle, de l'asystolie, le cœur, se vidant mieux de son contenu, sera moins distendu et la systole moins pénible. Dès lors le malade sera moins anhelant, sa dyspnée cardiaque et celle d'effort s'atténueront, il pourra marcher monter les escaliers et enfin se promener.

J'ajoute qu'il appartient à l'asthmatique d'augmenter encore ces résultats heureux, par sa constance à suivre le régime et le traitement et je tiens à le mettre en garde contre les conseils innombrables qui lui seront donnés, car en France, *tout le monde est médecin.*

Telles sont les idées, les tendances, qui m'ont guidé

dans la rédaction de cet ouvrage. Je le soumets avec confiance au jugement de mes lecteurs, espérant qu'il me sera tenu compte, devant les résultats obtenus, de mes efforts persévérants pour lutter contre une maladie transmissible par hérédité, qui déprime l'homme, le rend trop souvent incapable de se livrer régulièrement à ses occupations, sans préjudice des souffrances qu'elle lui cause.

En terminant cet ouvrage, qu'il me soit permis, comme conclusion, en lui donnant comme base la sévère observation clinique, appuyée des données fournies par l'analyse biologique et bactériologique, d'affirmer, à nouveau, que *l'asthme est une des modalités les plus certaines de l'arthritisme comme le démontre la constance dans cette sténose de l'excès d'acide urique et des altérations hépatiques.*

L'asthme ne saurait figurer dans un tableau pathologique à l'état d'entité nosologique, car il est constitué par une série d'actions morbides et successives, de maladies, intéressant : l'appareil gastro-intestinal, le foie, le cœur, les poumons, les reins et enfin le bulbe. Les lésions de ces organes et leurs troubles fonctionnels se juxtaposent et se greffent les uns sur les autres. C'est l'ensemble de ces désordres arrivés à leur paroxysme qui déterminent l'accès de cette maladie si complexe et si singulière.

Si j'ai eu raison d'écrire ce livre et de formuler ces préceptes, les médecins qui voudront bien me suivre dans cette voie, constateront que ce n'est point uniquement à l'asthme qu'ils s'adressent, mais encore à toutes les autres modalités aussi nombreuses que variées de l'arthritisme, et en particulier aux affections du cœur et des reins.

NOTE

Avec le format restreint de cet ouvrage, les renvois au bas des pages pour indiquer toutes les sources auraient été si nombreux, qu'ils eussent fatigué le lecteur et rendu le texte presque inintelligible par le défaut de suite. J'ajoute que la différence de grandeur des caractères fatigue beaucoup l'accommodation de l'œil, dans la lecture d'un ouvrage et de ses renvois.

J'ai préféré intercaler dans le texte lui même les citations des auteurs, ou les extraits de leurs œuvres, en les mettant entre guillemets, en précisant les dates et en respectant scrupuleusement le *suum-cuique*.

Pour le surplus des indications bibliographiques, le lecteur les trouvera précises et complètes à l'index bibliographique.

INDEX BIBLIOGRAPHIQUE

LONGET (1842), note sur une nouvelle cause d'emphysème pulmonaire. Compte rendu des séances de l'Académie des sciences.

Traités généraux : GRISOLLE, LA BERGE et MONNERET, VALLEIX.

FLOYER, *A treatise on the Asthma.* London, 1726.

BREE (Robert), *A practical Inquiry ou disordered Respiration*, 1797 ; *Recherches sur les désordres de la respiration.* Trad. par Ducamp, Paris, 1819.

ANDRAL, *Clinique médicale.* 1re édit., 1826, t. III, p. 62; 2e édit., t. II, p. 63. — *Union méd.*, t. II, 1850 ; — *Arch. gén. de méd.* Septembre 1854.

LOUIS (P. Ch. A.), *Mémoire sur l'emphysème*, 1826. — *Dictionnaire de médecine.* Paris, 1835, t. XI, art. Emphysème des poumons. — *Mémoires de la Société médicale d'observation.* Paris, 1837, t. I, p. 160.

JOLLY (P.), *Dictionnaire de médecine et de chirurgie pratiques*, art. Asthme. — *Nouvelle Bibliothèque médicale.* Paris, 1828-1829, t. III.

FERRUS, *Dictionnaire de médecine*, art. Asthme. 1833, t. IV.

LEFÈVRE, Recherches sur l'asthme. (*Journ. hebdomadaire des progrès des sciences et institution médicales.* Paris, 1835.) — Recherches médicales sur la nature, les causes et le traitement de cette maladie. Paris, 1847, in-8°.

BEAU (J.-H.-S.), Examen des théories de la production de l'asthme par le spasme et par la rétention du mucus bronchique. — Études sur les bruits respiratoires à l'état sain et à l'état pathologique. (*Arch. de méd.* 1840 ; *Union méd.*, 1855, 313 ; *Gaz. des hôp.*, 1855, p. 301.)

— *Traité d'auscultation appliqué à l'étude des maladies du poumon et du cœur*, 1856, p. 126.

GAVARRET (J.), *De l'emphysème des poumons et de ses rapports avec les différentes maladies du cœur et des bronches.* Thèse de doctorat de Paris, mars 1843.

SÉE (G.), Rapport à la Société médicale d'émulation de Paris sur : Nouvelle théorie de l'asthme, par Léger (de Saint-Nicolas, Belgique). (*Union méd.*, 1851, p. 369.)

DECHAMBRE, Note sur la théorie de la formation de l'emphysème. (*Gaz. hebdomadaire de médecine*, 1855, p. 157.)

— *Gazette hebdomadaire de médecine et de chirurgie*, 1860, p. 69, et 1862, p. 750.

PHILIPP PHŒBUS, *Der typische Frühsommer-Katarrh, oder das sogenannte Heufieber.* In-8°. Giessen, 1862.

HERVIEUX, Recherches sur l'emphysème pulmonaire infantile. (*Arch. de méd.*, 1861 ; 5e série, t. XVII.)

GUENEAU DE MUSSY (Noël), De l'influence réciproque de l'asthme et de la tuberculisation pulmonaire. (*Gaz. des hôp.*, 1861, p. 353. — *Arch. de méd.*, 1864.)

DANJOY, De la phtisie pulmonaire dans ses rapports avec les maladies chroniques. (*Thèses de Paris*, 1862, n° 56.)

GRISOLLE, *Traité de pathologie interne* ; 9e édit. Paris, 1865, t. II.

EMPIS, *Union médicale*, 1862, t. XIII, p. 3, 38, 74.

FONSSAGRIVES, Mémoire sur l'engorgement des ganglions bronchiques chez l'adulte. Rapport par Woillez. (*Bull. de la Soc. méd. des hôp.*, 1862 ; t. V, p. 109.)

JACCOUD, in GRAVES, *Leçons de clinique médicale* : Note relative au mécanisme de l'emphysème expiratoire, t. II, p. 14, 1863.

BERGERON (E.-J.), *Bulletin de la Société des hôpitaux*, 1863.

GARCIA (D.-J.), De l'asthme et particulièrement de l'asthme goutteux. (*Thèses de Paris*, 19 janvier 1864, n° 4.)

STOKES, *Maladies du cœur.* Trad. par Senac, 1864.

WATERS, *Médecine chirurgicale. Transactions*, t. XXXI, analysé par Menjaud dans une revue sur l'emphysème pulmonaire. (*Arch. de méd.*, 1864, nov.)

DUCLOS (de Tours), Recherches nouvelles sur la nature et le traitement de l'asthme. (*Bull. de thérap.*, 1863 ; t. LX, p. 289.)

GUBLER, *Bulletin de thérapeutique*, 864.

SALTER, *On Asthma : its Pathology and Treatment.* London, 1860.

TROUSSEAU, *Clinique médicale de l'Hôtel-Dieu*, 1865, t. II, p. 373.

GOUPIL et DEBROU, Engorgement cancéreux des ganglions bronchiques. (*Bull. de la Soc. méd. des hôp.*, 14 août 1861, t. V, p. 113.)

ROGER (H.)., Emphysème généralisé (pulmonaire, médiastin et sous-cutané). (*Bull. de la Soc. méd. des hôp.*, t. V, n° 4, juillet 1862. — *Arch. de méd.*, juillet et août 1862.)

MASSINA (F.), Sur les rapports de l'asthme avec la goutte. (*Gaz. des hôp.*, 1858, p. 478.)

LEFÈVRE (Amédée), Recherches sur l'asthme. (*Journ. hebd. des progrès des sciences et instit. méd.* Paris, 1835.)

— *De l'asthme.* Paris, 1847, in 8°.

BEAU, Examen des théories de la production de l'asthme par le spasme et par la retenue du mucus bronchique. (*Arch. gén. de méd.*, 3e série, t. IX, p. 136, 1840. *Union méd.*, 1855, p. 313 et *Gaz. des hôp.*, 1855, 301.)

— Analyse critique de l'ouvrage du docteur Lefèvre sur l'asthme. (*Arch. gén. de méd.*, 4e série, t. XVIII, p. 374, 1848.)

— Emploi des bains sulfureux dans l'asthme. (*Gaz. méd. de Paris*, n° 52, 1847.)

PIDOUX, Leçons sur l'asthme. (*Union méd.*, 1855, p. 362 et 370.— *Gaz. des hôp.*, 1857, p. 405.)

FORGET, De l'élément nevrose de l'asthme. (*Gaz. hebd. de méd. et de chir.*, 1855, p. 830.)

SÉE (G.), Rapport à la Société médicale d'émulation de Paris sur une nouvelle théorie de l'asthme par Léger. (*Union méd.*, 1851, p. 369.)

— Art. *Asthme* du *Nouveau dictionnaire de médecine et de chirurgie pratique*, t. III, p. 583. Paris, 1865.

TROUSSEAU, Art. *Asthme*. (*Clinique méd.* Paris, 1861, t. I, p. 515.)

— Traitement de l'asthme. (*Bull. de thérap.*, 1864, t. LXVII, p. 289.)

JULIUS (Frédéric), Arsenic smoking in Asthma. (*The Lancet*, 1861, t. II.)

GUENEAU DE MUSSY, De l'influence réciproque de l'asthme et de la tuberculisation pulmonaire. (*Gaz. des hôp.*, 1861, p. 353, et *Arch. de méd.*, 1864.)

TABLE

Imprimerie de J. Dumoulin, à Paris.

www.ingramcontent.com/pod-product-compliance
Ingram Content Group UK Ltd.
Pitfield, Milton Keynes, MK11 3LW, UK
UKHW012211240726
13966UKWH00002B/711

9 782012 874343